# Vorwort zur 1. Auflage

„Kann der Flügelschlag eines Schmetterlings in Brasilien einen Tornado in Texas auslösen?"

Die auf den Meteorologen Edward N. Lorenz zurückgehende Kardinalfrage der Chaostheorie bezieht sich letztendlich auf alle komplexen nichtlinearen Systeme – also auch auf die Natur und damit auf den Menschen, der ein Teil dieser Natur ist.
Junge Ärztinnen und Ärzte werden mit diesen Tatsachen konfrontiert. Bei zunächst begrenzter Erfahrung werden sie mitten in der Nacht der Komplexität der menschlichen Existenz ausgesetzt und sollen mit Hilfe des Rüstzeugs, das ihnen das Studium an die Hand gegeben hat, verzwickte Probleme lösen. Nicht jeder Patient präsentiert sich aber „wie im Lehrbuch."

Das vorliegende Büchlein hat das Ziel, Hilfestellung in solchen Situationen zu leisten. Im Idealfall soll es vom Leitsymptom direkt zum Therapieansatz führen. Gleichzeitig war es uns ein Anliegen, auf den knapp 120 Seiten all die Dinge unterzubringen, die man sich immer nicht merken kann, um auch den erfahreneren Kollegen ein schnelles Nachschlagen zu ermöglichen. Diese Zielsetzung vor Augen ist uns hoffentlich gelungen, was uns im Sommer 2011 noch schier unmöglich schien, nämlich das allerwichtigste zur Gastroenterologie mit begrenztem Seitenumfang in ein Kitteltaschenbuch zu bringen und dabei noch ein stringentes Konzept zu verfolgen anstatt nur eine wahllose Ansammlung von Einzelfakten zu präsentieren, die im ungünstigsten Fall nachts um halb vier in der Notaufnahme für noch mehr Verwirrung sorgen.

Ganz herzlich danken wir Andrea Schmelz für die kreative Zusammenarbeit. Trotz des Zeitdrucks, unter dem das Manuskript entstanden ist, hatten wir bei den zahlreichen lebhaften Diskussionen unseren Spaß. Auch gedankt sei Nathalie Blanck für ihre fürsorgliche Betreuung und ihr liebevolles Lektorat.
Zu danken ist an dieser Stelle auch den Kollegen, die mir im Verlauf meiner Ausbildung als echte Mentoren zur Seite gestanden haben. Ihnen verdanke ich den stringenten Denkansatz und einen tiefen Sinn fürs Menschliche auch im Angesicht des Chaos, das so oft ein Teil der Medizin ist.

Hamburg; 3. Advent 2011
Ingo Finnmann für die Autoren

# Gastroenterologie XXS pocket

**Autoren:**

**Dr. med. Ingo Finnmann**
Konsul-Francke-Str. 9
21075 Hamburg

**Dr. med. Andreas Ruß**
Kirchplatz 1
83734 Hausham

**Prof. Dr. med. Matthias Löhr**
Ehheten för kirugi, K53
Karolinska Universitetssjukhuset, Huddinge

**Prof. Dr. med. Stefan Endres**
Leiter der Abteilung für Klin. Pharmakologie
Klinikum der Universität München

**Lektorat:** Andrea Schmelz, Nathalie Blanck
**Schlussredaktion:** Cornelia Rüping
**Herstellung:** Alexander Storck
**Titelbild:** fotolia

**Wichtiger Hinweis**
Der Stand der medizinischen Wissenschaft ist durch Forschung und klinische Erfahrung ständig im Wandel. Autoren und Verlag haben größte Mühe darauf verwandt, dass die Angaben in diesem Werk korrekt sind und dem derzeitigen Wissensstand entsprechen.
Für die Angaben kann von Autoren und Verlag jedoch keine Gewähr übernommen werden. Jeder Benutzer ist dazu aufgefordert, Angaben dieses Werkes gegebenenfalls zu überprüfen und in eigener Verantwortung am Patienten zu handeln.
Geschützte Warennamen (Warenzeichen) werden nicht besonders kenntlich gemacht. Aus dem Fehlen eines solchen Hinweises kann also nicht geschlossen werden, dass es sich um einen freien Handelsnamen handelt.

Die Deutsche Nationalbibliothek verzeichnet diese Publikation in der Deutschen Nationalbibliografie; detaillierte bibliografische Daten sind im Internet über <http://dnb.ddb.de> abrufbar.


**Nördliche Münchner Str. 28, 82031 Grünwald, www.media4u.com**

1. Auflage, Februar 2012
ISBN 978-3-89862-508-1
Druck: AZ Druck und Datentechnik, Kempten

# 1 Refluxsymptome/retrosternale Schmerzen[1]

Zurückfließen von Magensaft in den Ösophagus ⇒ Refluxsymptome

- **Typische Refluxsymptome:** retrosternales Brennen, Regurgitation von Magensäure
- **Atypische Refluxsymptome:** retrosternale Schmerzen, Asthmasymptome, chronischer – v.a. nächtlicher – (Reiz-)Husten, Sinusitis, Laryngitis (morgendliches Räuspern, belegte Stimme, Heiserkeit), Oberbauchbeschwerden
- **Alarmsymptome**, die immer eine ÖGD erfordern: Dysphagie, Gewichtsabnahme, Bluterbrechen

Ist eine kardiologische Ursache ausgeschlossen, lassen sich **retrosternale Schmerzen** in über 70% der Fälle auf eine Ursache im Ösophagus zurückführen, v.a. wenn zusätzlich Sodbrennen besteht.

- Typische **anamnestische Hinweise** auf **kardiale Brustschmerzen:** belastungs- oder kälteabhängig, Ausstrahlung in den li. Arm, Druck- und Engegefühl im Brustkorb
- Typische anamnestische Hinweise auf **ösophageal bedingte Brustschmerzen:** während bzw. nach dem Essen oder nachts auftretend, belastungsunabhängig, nicht ausstrahlend, kombiniert mit Sodbrennen, evtl. auch (saures) Aufstoßen

**Beachte:** Im Zweifelsfall immer kardiologische Stufendiagnostik mit Ruhe- und Belastungs-EKG, Rö-Thorax, ggf. Echokardiografie und Koronarangiografie!

## 1.1 Anamnese

- **Fragen zur Refluxsymptomatik:** seit wann, Auftreten im Zusammenhang mit der Nahrungsaufnahme oder nachts, Verstärkung im Liegen (⇒ V.a. Reflux) oder bei körperlicher Belastung (⇒ V.a. kardiale Ursache), Auslöser (Alkohol, Kaffee, Fettes, Süßes)
- **Abfrage von Begleitsymptomen:** Übelkeit, Erbrechen, Gewichtsabnahme, Schmerzen beim Schlucken, Dysphagie, Abfrage atypischer Refluxsymptome wie Reizhusten, Oberbauchbeschwerden (s.o.)
- **Vorerkrankungen:** Magenerkrankungen, Z.n. OP?
- **Medikamentenanamnese** (Reflux-begünstigende Arzneimittel, z.B. Anticholinergika, Beta-Adrenergika, Kalziumantagonisten, Nitrate, Theophyllin),
- Nikotin- und Alkoholkonsum

## 1.2 Körperliche Untersuchung

- **Inspektion von Mund und Rachen** (Soor? Schleimhautreizung?)
- **Untersuchung des Thorax:** Auskultation von Herz und Lunge
- **Untersuchung des Abdomens:** epigastrische Schmerzen?

## 1.3 Basisdiagnostik

**Diagnostischer Algorithmus**

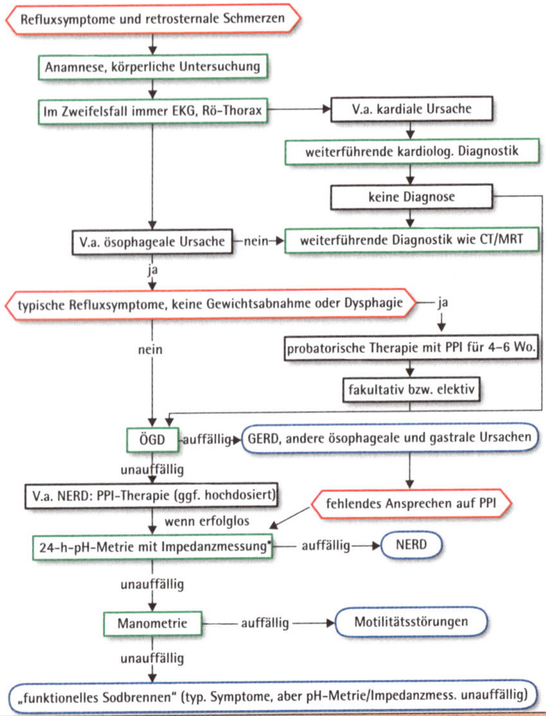


* PPI-Therapie vor der Therapie nicht absetzen; saurer Reflux trotz PPI verweist auf PPI-Resistenz; DD nichtsaurer Reflux: Impedanzänderung ist mit Symptomen assoziiert ⇒ hypersensitiver Ösophagus

| Endoskopische Stadieneinteilung der Refluxösophagitis | |
|---|---|
| **Stadium** | **Endoskopischer Befund** |
| **Los-Angeles-Klassifikation**[2] | |
| A | Eine oder mehrere Erosionen < 5 mm Durchmesser, die sich nicht zwischen den Kuppen der Mukosafalten erstrecken |
| B | Wie A, aber Erosionen > 5 mm Durchmesser |
| C | Erosionen erstrecken sich zwischen zwei oder mehr Kuppen der Mukosafalten, erfassen aber < 75 % der Zirkumferenz |
| D | Wie C, aber > 75 % der Zirkumferenz betroffen |
| **Klassifikation nach Savary-Miller**[3] | |
| 0 | Reflux ohne Schleimhautveränderungen |
| I | Isolierte Erosionen, Rötung |
| II | Konfluierende Erosionen |
| III | Zirkulär konfluierende Erosionen |
| IV | Spätkomplikationen (Ulkus, Striktur, Zylinderepithelmetaplasie = Barrett-Syndrom) |

## 1.4 Differenzialdiagnosen

| DD von Refluxsymptomen mit Ursache im GI-Trakt | | |
|---|---|---|
| **Verdachtsdiagnose** | **Leitsymptome/Anamnese** | **Wegweisende Untersuchungen/Befunde** |
| **GERD** | Sodbrennen, saures Aufstoßen, epigastrische/retrosternale Schmerzen, evtl. Dysphagie | ÖGD |
| **NERD (häufiger als GERD!)** | | PPI-Therapieversuch, wenn frustran, pH-Metrie |
| **Ösophagitis anderer Ursache (z.B. Soor)** | Häufig immunsuppr., alte u./od. demente Pat. (HIV/AIDS? Chemother.?), Sodbrennen, saures Aufstoßen, retrosternale Schmerzen, evtl. Dysphagie | ÖGD |
| **Kardiainsuffizienz, Hiatushernie** | Sodbrennen, saures Aufstoßen, Verschlechterung im Liegen, evtl. Dysphagie, Oberbauchschmerzen | ÖGD, 24-h-pH-Metrie |
| **Mallory-Weiss-Syndrom** | Anamnestisch Alkoholkonsum, Sodbrennen, saures Aufstoßen, epigastrische/retrosternale Schmerzen | ÖGD |

| | | |
|---|---|---|
| **Ösophageale Motilitätsstörungen** | Beschwerden intermittierend oder chron. progredient, retrosternale Schmerzen o. Druckgefühl, Dysphagie, Regurgitation | Manometrie |
| **Ösophageale Raumforderung** | Sodbrennen, saures Aufstoßen, retrosternale Schmerzen, meist auch Dysphagie | ÖGD |
| **(Reflux-) Gastritis** | Schmerzen im Oberbauch, Übelkeit, Appetitlosigkeit, evtl. Gewichtsverlust | ÖGD, Ansprechen auf PPI |
| **Reizmagen** | Langjährige Anamnese, wechselnde Oberbauchbeschwerden, saures Aufstoßen, Druck-/Völlegefühl, Appetitlosigkeit | ÖGD, Abdomen-Sono (Ausschlussdiagnose!) |
| **Magenulkus** | Ggf. anamnestisch Ulkusleiden oder NSAR, Sodbrennen, saures Aufstoßen, Appetitlosigkeit, Völlegefühl, Übelkeit | ÖGD |
| **Erkr. der Gallenwege** | Evtl. Cholelithiasis/Koliken bekannt, Sodbrennen, saures Aufstoßen, Übelkeit, Druck- und Völlegefühl im Oberbauch | Abdomen-Sono, ggf. ERCP |
| **Pankreatitis (v.a. bei kranial lokalis. Pseudozysten)** | Sodbrennen, saures Aufstoßen, epigastr., gürtelförmige Schmerzen (ggf. in Rücken ausstrahlend), Appetitlosigkeit, Völlegefühl, Übelkeit | Abdomen-Sono |

| **Ursachen retrosternaler Schmerzen, die außerhalb des GI-Traktes liegen** | | |
|---|---|---|
| **Ursprung** | **Erkrankungen** | |
| **Kardiovaskulär** | • KHK, Herzinfarkt<br>• Lungenembolie<br>• Perikarditis | • Aortenaneurysma/-dissektion<br>• Mitralklappenprolaps<br>• Kardiomyopathie |
| **Mediastinal** | • Mediastinaltumor/Lymphom<br>• Mediastinalemphysem | • Raumforderung |
| **Pulmonal** | • Pleuritis, Tracheitis<br>• Pneumothorax | • Raumforderung/(zentrales) Bronchialkarzinom |
| **Sonstige** | • Vertebragen | • Tietze-Syndrom |

## 1.5 Therapie

- **Allgemeinmaßnahmen:** ggf. Gewichtsreduktion, diätetische Maßnahmen: viele kleine Mahlzeiten statt weniger großer, letzte Mahlzeit mindestens 3–4 h vor dem Schlafengehen, Meiden individuell refluxfördernder Speisen (z.B. Süßes, Fettes, scharf Gewürztes, Weißwein); Nikotinkarenz, Oberkörperhochlagerung nachts
- **Säurehemmung durch PPI:** Einnahme vor dem Essen, Omeprazol, Esomeprazol oder Rabeprazol 20 mg/d bzw. Lansoprazol 30 mg/d bzw. Pantoprazol 40 mg/d, bei unzureichendem Ansprechen Verdopplung der Dosis

# 2 Dysphagie mit/ohne Odynophagie

Dysphagie: Störung des Schluckakts beim Transport von Speichel und/oder Speisen in Richtung Magen; treten beim Schluckakt Schmerzen auf ⇒ Odynophagie

## 2.1 Einteilung

- **Mechanische Dysphagie:** durch Stenosen oder Kompression von außen
- **Motorische Dysphagie:** durch neuromuskuläre Erkrankungen
- **Neurogene Dysphagie:** durch zentralnervöse Störungen (z.B. Apoplex)
- **Oropharyngeale Dysphagie:** Ursache der Schluckstörung liegt im Rachenbereich, häufig infolge einer zentralnervösen oder peripheren neuromuskulären Erkrankung; typisch: „Verschlucken" mit Hustenanfällen; häufig Regurgitation von Nahrung (in Mund *und* Nase!) mit Gefahr der Aspiration
- **Ösophageale Dysphagie:** Ursache der Schluckstörung im Bereich des Ösophagus, häufig Regurgitation von Nahrung (keine nasale Regurgitation!), evtl. Sodbrennen

## 2.2 Anamnese

- **Fragen zur Dysphagie:** seit wann, intermittierend oder anhaltend bzw. progredient, nur bei fester Nahrung (bei besonders großen Brocken, z.B. Fleisch oder Brot ⇒ „Steakhouse-Syndrom" = Schatzki-Ring) o. auch bei Flüssigkeiten, zusätzlich evtl.:
  - **Retrosternale Schmerzen** (bei entzündlichen Prozessen oder anfallsweise bei Ösophagusspasmus)
  - **Regurgitation** (Zurückfließen von Nahrung): sofort mit Husten, Würgen und Regurgitation über die Nase (z.B. bei zentral bedingter Schluckstörung), nach 30–90 sec (bei ausgeprägter intraluminaler Stenose, Achalasie) oder deutlich später bzw. nachts (bei Divertikeln)
  - **Obstruktionsgefühl** (bei Einengung des Ösophaguslumens)
- **Abfrage von Begleitsymptomen:** Sodbrennen, Gewichtsverlust, Aspiration, Mundgeruch (bei Divertikeln)
- **Vorerkrankungen:** Refluxkrankheit, Z.n. Apoplex, neuromuskuläre Erkrankungen, Sklerodermie, Z.n. Bestrahlung (HNO-Bereich) o. OP (Fundoplikatio, totale Vagotomie)
- **Medikamentenanamnese:** verschiedene Medikamente können eine Schluckstörung verursachen od. begünstigen, z.B. Neuroleptika, Anticholinergika

**Beachte:** bei oropharyngealer Dysphagie Schluckbeschwerden bei flüssiger Nahrung ausgeprägter als bei fester; bei ösophagealer Dysphagie hauptsächlich Probleme mit fester Nahrung

## 2.3 Körperliche Untersuchung

- Eingehende Inspektion von Mund und Rachen, Palpation zervikaler LK, orientierende neurologische Untersuchung (v.a. Funktion der Hirnnerven)
- Kau- und Schluckvorgang beobachten sowohl mit fester Nahrung als auch Getränken

## 2.4 Basisdiagnostik

- **Breischluck** (wichtig auch bei ösophagealer Dysphagie z.A. Zenker-Divertikel)
- **Oropharyngeale Dysphagie:** je nach wahrscheinlicher Ursache ggf. HNO- oder neurologisches Konsil
- **Ösophageale Dysphagie:** immer Ösophagoskopie, wenn keine intraluminalen Auffälligkeiten: Manometrie; bei V.a. Kompression von außen Endosonografie, Rö-Thorax bzw. Thorax-CT

## 2.5 Differenzialdiagnosen

**DD Dysphagie: Ursachen**

| Ätiologie | Erkrankung | Untersuchungen/Befunde |
|---|---|---|
| **Oropharyngeale Dysphagie:** Pat. hat Schwierigkeiten, den Schluckakt zu initiieren, verbunden mit Husten, Würgen und Regurgitation über die Nase | | |
| **Erkrankungen im Oropharynx** | Entzündung, Infektion (Angina, Tonsillarabszess, Epiglottitis, Diphtherie, Stomatitis, Mundbodenphlegmone), Struma | Klinik (Schluckbeschwerden, Fieber, evtl. läuft Speichel aus dem Mund), ggf. Abstrich/Streptokokken-Schnelltest, HNO-Konsil |
| | Tumor (Kehlkopfkarzinom), auch Z.n. OP, Radiatio von HNO-Tumor | Klinik, HNO-Konsil |
| | Xerostomie, Sicca-Syndrom | Klinik (trockener Mund, trockenes Auge), Lippenbiopsie, AK-Nachweis |
| **Zentralnervöse Erkrankungen** | z.B. Apoplex (v.a. bei Hirnstammbeteiligung), Parkinson-Syndrom, Multiple Sklerose, Z.n. Schädel-Hirn-Trauma | Anamnese, Klinik, orientierende neurolog. Untersuchung, ggf. neurolog. Konsil, wenn Erkr. nicht bereits bekannt |
| **Neuromuskuläre Erkrankungen** | z.B. Myasthenie, Myotonie, Muskeldystrophie, Polyneuropathie, Demenz, AML | Klinik, neurolog. Konsil |

| Ösophageale Dysphagie:<br>Pat. hat „Gefühl, dass Speisen in der Speiseröhre stecken bleiben" | | |
|---|---|---|
| **Intraluminale Stenose:** Dysphagie bei fester Nahrung | Ösophagus-, Kardiakarzinom, Leiomyom des Ösophagus | Ösophagoskopie |
| | GERD, Refluxösophagitis, peptische Stenose, Barrett-Ösophagus | Anamnese (Sodbrennen), Ösophagoskopie |
| | Soorösophagitis, trockene Schleimhäute bei Exsikkose (Demenz) | Ösophagoskopie |
| | Eosinophile Ösophagitis | Anamnese (Bolusobstruktion), Ösophagoskopie mit multiplen Biopsien |
| | Stenos. Membran-/Ringbildg. (Schatzki-Ring = „Steakhouse-Syndrom", Plummer-Vinson-Syndrom), Z.n. Verätzung | Ösophagoskopie, Anamnese (Bolusobstruktion bei größeren Brocken) |
| | Fremdkörper | Anamnese, Klinik (vermehrter Speichelfluss, häufiges Schlucken), Ösophagoskopie |
| **Kompression von außen:** Dysphagie bei fester Nahrung | Tumor (Bronchialkarzinom, Mediastinaltumoren), Gefäßfehlbildung (Dysphagia lusoria), Aortenaneurysma, vergrößerter linker Vorhof, ausgeprägte HWS-Veränderungen (Skoliose, Osteophyten), postoperativ (z.B. nach Fundoplikatio) | Rö-Thorax bzw. Thorax-CT |
| **Divertikel:** Dysphagie bei fester Nahrung | Zenker-, Traktionsdivertikel + epiphrenisches Divertikel (letztere häufig asymptomatisch) | Breischluck, ggf. Anamnese (Halitosis, morgens Speisereste auf dem Kissen bei Zenker-Div.) |
| **Motilitätsstörung:** Dysphagie bei fester und flüssiger Nahrung | Achalasie, Ösophagusspasmus, Nussknackerösophagus | Manometrie |
| | Sklerodermie, andere Kollagenosen | Klinik (andere Symptome der Kollagenose), Manometrie |

Ausschlussdiagnose **funktionelle Dysphagie:** keine Ursache eruierbar (ph-Metrie und Motilität o.B.);
von der Dysphagie abzugrenzen ist der **Globus hystericus** (Globusgefühl), ein harmloses, aber lästiges Kloß- oder Fremdkörpergefühl im Halsbereich, das sich beim Schlucken von Nahrung eher bessert (Ausschlussdiagnose!).

# 3 Übelkeit und Erbrechen

Erbrechen, meist mit vorangehender Übelkeit, Brechreiz und Würgen, ist ein häufiges, relativ unspezifisches Symptom verschiedener Erkrankungen, bei dem saurer Mageninhalt aktiv aus dem Körper befördert wird. Davon abzugrenzen ist die **Regurgitation**, bei der Ösophagus- oder Mageninhalt passiv und ohne Übelkeit in den Mundrachenraum zurückfließt.

**Häufigste Ursachen für (akutes) Erbrechen:**
- Akute Gastroenteritis
- akute Gastritis
- Medikamentös (v.a. Digitalis, Zytostatika, Bromocriptin) oder toxisch (z.B. Alkohol)
- Vestibuläre Reizung (Reisekrankheit)

**Bluterbrechen** (Hämatemesis) ist Zeichen einer oberen gastrointestinalen Blutung. **Koterbrechen** (Miserere) kann beim fortgeschrittenen Dickdarmileus auftreten, wenn bei komplettem Darmverschluss infolge Retroperistaltik oder einer insuffizienten Ileozökalklappe Dickdarminhalt erbrochen wird. **Nüchternerbrechen**, oft in Verbindung mit Kopfschmerzen, ist typisch für erhöhten Hirndruck und sollte immer gezielt abgefragt werden.

## 3.1 Anamnese

- **Fragen zum Erbrechen:** seit wann, akut oder chron.-rezidivierend, Abfrage der Modalitäten
- **Abfrage von Begleitsymptomen:** abdominale Schmerzen, Durchfall, Gewichtsverlust, Fieber, Ikterus, Schwindel ⇒ z.B. M. Menière, Sehstörungen ⇒ V.a. Glaukomanfall, Hörstörungen ⇒ V.a. M. Menière, Kopfschmerzen ⇒ z.B. Migräne
- **Vorerkrankungen:** Gravidität bekannt?
- **Medikamentenanamnese:** Neue Medikamente? Prinzipiell können fast alle Medikamente Übelkeit u./od. Erbrechen hervorrufen, v.a. aber Digitalis, Zytostatika, Bromocriptin, Opioide, Antibiotika, Theophyllin, Eisen, Kalium
- **Risikofaktoren:** Alkohol-, Nikotin-, Drogenkonsum (wie viel, seit wann)? Sind andere Personen in der Umgebung erkrankt? Auslandsaufenthalt? (⇒ infektiöse Genese)

| **DD des Erbrechens anhand der Modalitäten und Begleitsymptome** | |
|---|---|
| **Aussehen und Geruch des Erbrochenen** | **Mögliche Ursachen** |
| Unverdaute Nahrung, kein saurer oder bitterer Geschmack/Geruch | Regurgitation, z.B. bei Ösophaguserkrankungen (Divertikel, Stenosen, Achalasie) |
| (Un)verdaute Nahrung, saurer Geschmack/Geruch | Gastritis, akute Gastroenteritis, Magenausgangsstenose |
| Blut, Hämatin (kaffeesatzartig) | Obere GI-Blutung |
| „Fauliges" Erbrechen | Magenausgangsstenose |

| | |
|---|---|
| Galle | Länger anhaltendes Erbrechen, Stenose distal der Papilla vateri, postoperativ, nach Magenresektion |
| Fäkulentes Erbrechen | Mechanischer Ileus, gastrokolische Fistel |
| **Zeitpunkt, Art und Weise** | **Mögliche Ursachen** |
| Morgendliches Erbrechen | Schwangerschaft, chron. Alkoholkonsum, Urämie, Depression |
| Nächtliches Erbrechen | Ulcus duodeni |
| Erbrechen direkt nach dem Essen | Gastritis, akute Gastroenteritis, Ulkuskrankheit, Nahrungsintoleranz, psychogen |
| Mehrere h postprandial | Magenausgangsstenose (z.B. durch Ulkus, Tumor; häufig schwallartiges Erbrechen), Motilitätsstörung (z.B. diab. Gastroparese) |
| Schwallartiges Erbrechen ohne Übelkeit, Nüchternerbrechen (z.B. morgens vor dem Frühstück) | Erhöhter Hirndruck |
| Erleichterung nach dem Erbrechen | Ulkus, Magenausgangsstenose |
| Keine Erleichterung nach dem Erbrechen | Reflektorisches Erbrechen bei Schmerzzuständen (z.B. Kolik, Pankreatitis) |
| Erbrechen mit Kopfschmerzen | Migräne, Subarachnoidalblutung, Meningitis, Hirntumor (typ. morgendliches Erbrechen), Hirndruck, Glaukomanfall. Niereninsuffizienz |
| Erbrechen mit Schwindel | Reisekrankheit, Alkoholintoxikation, Medikamente (Digitalis!), Neuritis vestibularis (zusätzlich Nystagmus!), M. Menière |
| Erbrechen mit Sehstörung | Glaukomanfall |
| Erbrechen mit Hörstörung | M. Menière |

## 3.2 Körperliche Untersuchung

- **Erster Eindruck:** Allgemeinzustand (tief liegende Augen, trockene Schleimhäute, stehende Hautfalte ⇒ Exsikkose), Ernährungszustand (Kachexie?), Hautfarbe (Hyperpigmentierung ⇒ M. Addison, Ikterus), RR (hypertensive Entgleisung?)
- **Abdomen:** Druckschmerz, Abwehrspannung, Resistenzen, Bruchpforten, Auskultation der Darmgeräusche
- **Rektale Untersuchung**
- **Auskultation von Herz und Lunge:** Rhythmusstörungen (durch Elektrolytentgleisung, bei Herzinfarkt oder Hyperthyreose)

- **Orientierende neurologische Untersuchung:** Meningismus, Bewusstseinsstörung, Lichtscheu (bei Migräne), Nystagmus, Koordinationsstörungen, Paresen?

## 3.3 Basisdiagnostik

- **Labor:** BSG/CRP, BB, BZ, CK, GOT, GPT, γGT, aP, Bili, Lipase, Krea, Elektrolyte (inkl. Chlorid), Bikarbonat, pH-Wert, Quick/INR, Urinstaus, bei Frauen im gebärfähigen Alter Schwangerschaftstest (ß-HCG), ggf. Digitalisspiegel
- **Bildgebung:** Abdomen-Sono, ggf. Abdomen-Übersicht (Ileus? Perforation?), weitere Untersuchungen je nach Verdacht, z.B. Magendarmpassage, Schädel-CT/-MRT
- **EKG**
- **Ggf. Endoskopie:** ÖGD, ggf. Koloskopie, ERCP
- **Ggf. Konsil, wenn gastrointestinale Ursachen unwahrscheinlich bzw. ausgeschlossen sind:** bei Vorliegen von Schwindel, Parästhesien, Nystagmus ⇒ Neurologe; bei Vorliegen von Schwindel, Hörstörung ⇒ HNO-Arzt; bei Vorliegen von Sehstörung ⇒ Augenarzt, V.a. psychogene/psychiatrische Ursache ⇒ Psychiater

## 3.4 Differenzialdiagnosen

**Beachte:** Liegt dem Erbrechen eine zentrale Ursache zugrunde, fehlt häufig die vorangehende Übelkeit. Bei neurogenem Erbrechen erbricht der Pat. i.d.R. lageabhängig, schwallartig und zeigt weitere neurologische Symptome.

| **DD bei Übelkeit und Erbrechen** | | |
|---|---|---|
| **Verdachtsdiagnose** | **Leitsymptome/Anamnese** | **Untersuchungen/Befunde** |
| **Lokale Ursachen im oberen GI-Trakt** | | |
| **Gastritis** | Schmerzen im Oberbauch, Appetitlosigkeit, evtl. Gewichtsverlust | ÖGD, Ansprechen auf PPI |
| **Gastroenteritis** | Bauchschmerzen, Durchfälle, ggf. Fieber, evtl. weitere Personen erkrankt | Klinik, ggf. Erregernachweis im Stuhl |
| **Reizmagen** | Langjährige Anamnese, Oberbauchbeschwerden, Aufstoßen, Druck-/Völlegefühl, Appetitlosigkeit | ÖGD, Abdomen-Sono (Ausschlussdiagnose!) |
| **GERD/NERD** | Sodbrennen, saures Aufstoßen, epigastrische/retrosternale Schmerzen, evtl. Dysphagie | ÖGD, Ansprechen auf PPI |
| **Obstruktion (z.B. Magenkarzinom)** | Gewichtsverlust, Appetitlosigkeit, epigastrische Schmerzen | ÖGD mit Biopsie |

| | | |
|---|---|---|
| **Ulcus pepticum mit Magenausgangsstenose** | Appetitlosigkeit, Völlegefühl, epigastr. Schmerzen, bei Magengeschwür eher Dauerschmerz u. Verstärkung durch Nahrungsaufnahme, bei Duodenalgeschwür eher Besserung durch Nahrungsaufnahme, Schmerzen nachts | ÖGD |
| **Überdehnung des Magens (Gastroparese), z.B. bei Diabetes oder nach Vagotomie** | Diabetes oder OP in der Anamnese, Erbrechen unverdauter Nahrung, Völlegefühl, Appetitlosigkeit | Anamnese, Magenentleerungsszintigrafie |
| **Andere abdominale Ursachen** | | |
| **Appendizitis** | Ggf. anamn. Cholelithiasis, Alkoholabusus, heftige epigastrische Schmerzen, gürtelförmig in den Rücken ausstrahlend, Darmparalyse, ggf. Peritonitiszeichen | Lipase, Pankreas-Elastase 1 im Serum (wenn Lipase negativ), Abdomen-Sono |
| **Akute Pankreatitis** | Schmerz zuerst periumbilikal, dann re. Mittel- oder Unterbauch, Fieber, evtl. Durchfall/ Verstopfung | Klinik, Abdomen-Sono, ggf. Abdomen-CT |
| **Hepatitis** | Ikterus, Müdigkeit, Muskelschmerzen, Schwäche, schmerzhafte Lebervergrößerung, subfebr. Temp., Appetitlosigkeit | Transaminasen, aP ↑, Hepatitis-Serologie, bei alk. Steatohepatitis evtl. ChE, Albumin, Quick ↓ |
| **Gallenwegserkr. (z.B. Cholezystitis)** | Ggf. Steine bekannt, Kolik oder konstanter Druckschmerz im rechten Oberbauch, evtl. in Rücken und re. Schulter ausstrahlend, evtl. Ikterus | Abdomen-Sono |
| **Ileus/Subileus** | Teils massives Erbrechen bis zum Koterbrechen, kolikartige Schmerzen, diffus im Abdomen, Stuhl- und Windverhalt, ggf. Peritonitiszeichen | Abdomen-Sono, Abdomen-Rö |
| **Zentrale Ursachen** | | |
| **Reflexerbrechen bei starken Schmerzen (z.B. bei Herzinfarkt, Gallen-/ Nierenkolik, Migräne)** | Für die jeweilige Erkr. typische Schmerzanamnese | Anamnese; bei Herzinfarkt EKG, Troponin T |
| **Erbrechen im Rahmen von Schock und Sepsis** | Symptome der jeweil. Grunderkr., bei **Sepsis** Fieber od. Temp. < 36 °C, HF und Atemfrequenz ↑; bei **Schock** RR ↓, HF ↑ | Klinik |
| **Gefäßveränderungen (z.B. bei Migräne, hypertensiver Krise)** | **Migräne:** evtl. Aura (Flimmerskotom), Halbseitenkopfschmerz, Lichtempfindlichkeit<br>**Hypertensive Krise:** Kopfschmerzen, Schwindel, evtl. Nasenbluten | Anamnese, RR-Messung |

| | | |
|---|---|---|
| **Erhöhter Hirndruck infolge Blutung (z.B. Apoplex, Subarachnoidalblutung)** | **Apoplex:** verschiedene Symptome möglich, z.B. Seh-/Sprachstörung, Lähmungen (Fazialis!), Schwindel, Gangstörung, Verwirrtheit **Subarachnoidalblutung:** plötz. vernichtender Kopfschmerz, Bewusstseinsstörung, Meningismus | CT/MRT des Neurokraniums, Angiografie |
| **Erhöhter Hirndruck infolge Raumforderung (z.B. Hirnmetastasen, intrakranieller Tumor)** | Nüchternerbrechen, Kopfschmerzen, Sprachstörung, Krampfanfälle, Paresen, Stimmungsänderung; am häufigsten bekannter Tumor mit Hirnfiliae, seltener intrakranieller Tumor | CT/MRT des Neurokraniums |
| **Toxische Ursachen** | | |
| **Medikamente** | Ursachen z.B. Digitalis, Zytostatika, Bromocriptin, Opioide, Antibiotika, Theophyllin, Eisen, Kalium | Anamnese, verdächtiges Medikament absetzen |
| **Postoperativ (PONV = postoperative nausea and vomiting)** | Erbrechen tritt nach 20–30% aller OPs auf, Risikofaktoren: weiblich, Nichtraucher, Reisekrankheit oder frühere PONV, Opiatgabe | Anamnese |
| **Vergiftung** | Erbrechen ist häufiges Symptom bei Vergiftungen | Anamnese |
| **Metabolisch-endokrine Ursachen** | | |
| **Gravidität** | V.a. morgendliches Erbrechen, Regelanamnese | Schwangerschaftstest, Sono |
| **Urämie** | Gelbliches Hautkolorit, Juckreiz, Foetor urämicus, Ödeme, Durchfälle | Krea ↑, Harnstoff ↑ |
| **Präcoma diabeticum** | Häufig bek. Diabetes, zunehmende Bewusstseinstrübung, Exsikkose | BZ ↑ |
| **Leberkoma** | Ggf. anamnestisch Alkoholabusus, Desorientiertheit, Schläfrigkeit, Flapping tremor, Foetor hepaticus, Leberhautzeichen | Transaminasen, Ammoniak ↑ |
| **Thyreotoxikose** | Nervosität, Tremor, Tachykardie, Gewichtsverlust, Heißhunger, Durchfälle, vermehrtes Schwitzen, Haarausfall, Muskelschwäche, häufig Struma, evtl. Exophthalmus | TSH ↑, meist $fT_3$ ↑, $fT_4$ ↑ |
| **Hyperparathyreoidismus** | Appetitlosigkeit, Verstopfung, Polydipsie/-urie, Knochenschmerzen, Nieren-/Gallensteine, („Stein-, Bein-, Magenpein"), mentale Alteration (Verwirrtheit ⇒ Psychose ⇒ Koma) | $Ca^{2+}$ ? |

| | | |
|---|---|---|
| **Addison-Krise (NNR-Insuffizienz)** | Schwäche, Hyperpigmentierung, Appetitlosigkeit, Gewicht ↓, RR ↓, Bauchschmerzen | Cortisol ↑, Aldosteron ↓-n, ACTH ↑, $Na^+$ ↓, $K^+$ ↑, ACTH-Test |
| **Vestibuläre Ursachen** | | |
| **Benigner paroxysmaler Lagerungsschwindel** | Drehschwindelattacken beim Hinlegen oder Drehen des Kopfes, evtl. reaktive hypertensive Krise | HNO-Konsil, Nystagmus? |
| **Neuritis vestibularis** | Drehschwindel, Fallneigung, Nystagmus | |
| **M. Menière** | Anfallsweise auftretender Drehschwindel, Tinnitus, Hörverlust | |
| **Reisekrankheit** | Müdigkeit, Übelkeit, Erbrechen und Schwindel beim Fahren in Auto, Bus, auf See oder im Flugzeug | Typische Anamnese |
| **Andere Ursachen** | | |
| **Stauungsgastritis bei Herzinsuffizienz** | Herzinsuff. i.d.R. bekannt, Appetitlosigkeit, Blähungen, Schmerzen im Epigastrium, evtl. Gewichtsverlust, Zeichen der Herzinsuff. wie Ödeme | Klinik, ÖGD, Abdomen-Sono, Rö-Thorax, Herz-Echo |
| **Erbrechen nach Strahlentherapie** | Typische Anamnese, Müdigkeit, Abgeschlagenheit, häufig auch Durchfälle | Anamnese |
| **Glaukomanfall** | Augenschmerzen, gerötetes Auge, Sehverlust, Kopfschmerzen | Klinik, Augenkonsil |
| **psychogenes Erbrechen** | Langjährige Anamnese, Beginn häufig schon in der Kindheit, Verstärkung unter emotionaler Belastung, Erbrechen direkt nach Beginn der Mahlzeit, keine weiteren Symptome | Anamnese |
| **Erbrechen bei Konditionierung (antizipierendes Erbrechen, z.B. bei Chemotherapie)** | Übelkeit und Erbrechen nach Strahlentherapie oder emetogener Chemotherapie, die bereits vor Beginn neuer Therapiezyklen einsetzen | Anamnese |
| **Anorexia nervosa, Bulimie** | Provoziertes Erbrechen, ggf. starker Gewichtsverlust | Anamnese, Psychiatriekonsil |

## 3.5 Therapie

- Wenn möglich, Therapie der Grunderkr. bzw. auslösende Medikament(e) absetzen
- Ansonsten **symptomatische Therapie**: Metoclopramid (3–4 × 10 mg p.o., i.v. oder rektal), alternativ niedrigdosierte Neuroleptika (z.B. Haloperidol 3 × 5 Trpf.), ggf. – v.a. bei Zytostatika-induziertem Erbrechen – Ondansetron (3 × 8 mg p.o. bzw. 0,15 mg/kg KG i.v. alle 8 h); Flüssigkeits- und Elektrolytsubstitution bei Gastroenteritis; bei anhaltendem Erbrechen oder als Erstmaßnahme bei Passagehindernis im GI-Trakt Nahrungskarenz und Magensonde

# 4 Abdominale Schmerzen[4,5]

Bei Patienten mit abdominalen Schmerzen vordringlich vier Fragen abklären:

1. Besteht ein akutes (chirurgisches, also operationsbedürftiges) Abdomen? Dann ggf. sofort chirurgisches Konsil.

**Leitsymptome des akuten (chirurgischen) Abdomens**

- Lokalisierter oder diffuser Spontanschmerz, Druck- und Klopfempfindlichkeit, Loslassschmerz, Schonhaltung
- Hartes Abdomen, lokalisierte (im Bereich des erkrankten Organs) oder diffuse (bei generalisierter Peritonitis) Abwehrspannung
- Übelkeit und Erbrechen
- Schlechter AZ, evtl. Schock bzw. Kreislauflabilität, paralyt. Ileus mit Stuhl- /Windverhalt
- Begleitsymptome (je nach zugrunde liegender Erkrankung): Fieber, Exsikkose, Schonatmung, Diarrhoe, Unruhe

2. Handelt es sich um akute oder chron. bzw. chron.-rezidivierende Schmerzen?
3. Schmerzlokalisation?
4. Schmerzqualität?

## 4.1 Anamnese

- **Gründliche Schmerzanamnese:** seit wann, genaue Schmerzlokalisation und -ausstrahlung, Schmerzcharakter und -verlauf (akut einsetzend, zunehmend oder kolikartig, beschwerdefreies Intervall), frühere Schmerzereignisse (z.B. rezidivierende postprandiale Schmerzen ⇒ mesenteriale Ischämie; rezidivierende Gallen-, Nierenkoliken), vorangehende Ereignisse (z.B. fettes Essen, Kaffee ⇒ Gallenkolik; Alkohol ⇒ Pankreatitis)
- **Vegetative Anamnese:** letzter Stuhlgang (wann, Farbe, Menge, Konsistenz, Blutauflagerung), Windabgang?, letzte Miktion (Beschwerden, Urinfarbe), bei Frauen: letzte Menstruation (Gravidität?)
- **Abfrage von Begleitsymptomen:** z.B. Übelkeit, Erbrechen (Reflexerbrechen – ausgelöst durch vegetativen Schmerz, keine Besserung nach Erbrechen, z.B. bei Gallenkolik?), Durchfall, Stuhl- und Windverhalt, Fieber, Kreislaufprobleme
- **Vorerkrankungen und bisherige Operationen** (auch Bestrahlungen erfragen)
- **Medikamentenanamnese** (NSAR, Glukokortikoide?), Nikotin- und Alkoholkonsum

## 4.2 Körperliche Untersuchung

- **Erster Eindruck:** Allgemeinzustand (kaltschweißig ⇒ Schock, tief liegende Augen ⇒ Exsikkose, somnolent ⇒ V.a. septisches Krankheitsbild), Unruhe (bei Kolik) oder bewegungslose Schonhaltung mit angezogenen Knien (bei Peritonitis), Hautfarbe

(Blässe ⇒ Anämie, Schock; Hyperpigmentierung ⇒ M. Addison, Ikterus), **Charcot-Trias** (Schmerzen im re. Oberbauch, Fieber und Ikterus als Hinweis auf Cholangitis), Erschütterungsschmerz (z.B. bei Stoß ans Bett ⇒ Peritonitis)
- **Vitalparameter:** RR, Herzfrequenz (Arrhythmie ⇒ an Mesenterialinfarkt denken!), Fieber (Temperatur rektal/axillär)?
- Abdomen
  - **Inspektion:** sichtbar gebläht, lokale Vorwölbungen, Narben, **Cullen-Zeichen** (periumbilikale Einblutungen) und **Grey-Turner-Zeichen** (Einblutungen im Flankenbereich) bei schwerer akuter Pankreatitis
  - **Palpation:** Resistenzen, lokale oder generalisierte Abwehrspannung, Druck-, Klopf-, Loslassschmerz, Bruchpforten, **Murphy-Zeichen** (mit mehreren Fingern unterhalb des re. Rippenbogens den Leberrand palpieren und dabei den Pat. tief einatmen lassen – bei Cholezystitis Druckschmerz, sodass der Pat. die Einatmung abbricht)

**Appendizitiszeichen**
- **Lanz-Punkt:** druckempfindlicher Punkt im re. Drittel auf der Verbindungslinie zwischen re. und li. Darmbeinstachel
- **McBurney-Punkt:** druckempfindlicher Punkt in der Mitte der Diagonalen zwischen re. Darmbeinstachel und Nabel
- **Blumberg-Zeichen:** kontralateraler (rechtsseitiger) Loslassschmerz, wenn die Bauchdecke li. eingedrückt und plötzlich losgelassen wird
- **Rovsing-Zeichen:** Schmerzen im re. Unterbauch, wenn der Dickdarm retrograd (gegen den Uhrzeigersinn) ausgestrichen wird
- **Douglas-Schmerz** bei rektaler Palpation
- **Psoasschmerz** bei Überstreckung des re. Oberschenkels

  - **Perkussion:** Meteorismus bei Ileus
  - **Auskultation** aller vier Quadranten: metallisch klingende Darmgeräusche ⇒ mechanischer Ileus, fehlende Darmgeräusche ⇒ paralytischer Ileus, auch reflektorisch bei Nierenkolik oder Pankreatitis
  - **Rektale Untersuchung:** Palpationsschmerz ⇒ Appendizitis, Prostatitis, Adnexitis; Resistenz ⇒ Rektumca.; Blut am Fingerling ⇒ ischämische Kolitis, z.B. Mesenterialinfarkt
- **Thorax:** Perkussion und Auskultation von Herz und Lunge (Herz-/Aortengeräusch ⇒ Myokardinfarkt, Aortendissektion; Rhythmusstörungen ⇒ Infarkt, Lungenembolie, absolute Arrhythmie; Klopfschalldämpfung, abgeschwächtes Atemgeräusch ⇒ Pleuraerguss)

**Beachte bei akuten abdominalen Schmerzen**
- Bei Peritonitiszeichen (Abwehrspannung) u./od. Ileus sofort **chirurgisches Konsil**
- Schränke nie die Differenzialdiagnose allein aufgrund der Lokalisation des Abdominalschmerzes ein – atypische Symptomatik z.B. bei Lageanomalien des Appendix.

- Bei älteren Pat. und Diabetikern wird die Schwere der Erkrankung oft unterschätzt, da die Symptome (Schmerzen!) häufig nur mäßig ausgeprägt sind
- Bei Einnahme von Glukokortikoiden Fehleinschätzung möglich, da nicht selten fehlende Leukozytose
- Bei Schmerzen im re. Oberbauch mit Ikterus und Fieber, Leukos und CRP ↑, **Notfall-ERCP** indiziert
- Bei allen älteren Pat. mit unklaren Oberbauchschmerzen **EKG** anfordern
- Bei Pat. > 50 J. mit unklaren Bauchschmerzen Sono und ggf. auch CT z.A. **Aortenaneurysma** mit Komplikation
- Bei Frauen im gebärfähigen Alter und akuten Bauchschmerzen immer **Schwangerschaftstest**
- Bei allen Frauen mit Bauchschmerzen vaginale Untersuchung des kleinen Beckens (**Gyn-Konsil**)
- Bei Frauen mit der Verdachtsdiagnose Adnexitis oder HWI immer auch Appendizitis in Erwägung ziehen

## 4.3 Basisdiagnostik

### 4.3.1 Bildgebung: Basisdiagnostik

- **Abdomen-Sonografie:** freie Flüssigkeit (Aszites, Blut), akute Cholezystitis (bei klin. Verdacht und unauffälligem Sono-Befund Verlaufskontrolle), Gallengang: Choledocholithiasis, Pankreatitis, Nieren (gestaut?), Harnwege, flüssigkeitsgefüllte Darmschlingen (gerichtete Peristaltik ⇒ Gastroenteritis, ungerichtete Peristaltik ⇒ Ileus), Appendizitis-Anzeichen, Invagination, Abszesse, Milzkapselhämatom, Aorta (Aneurysma?), Ovarialzyste, Extrauteringravidität
- **Abdomenübersicht im Stehen** (wenn möglich) **oder in Linksseitenlage** (Pat. 10 min vorher in Linksseitenlage bringen): freie Luft ⇒ perforiertes Hohlorgan, Spiegel ⇒ Ileus, Steinschatten, Luft in den Gallenwegen⇒ Gallenstein-Ileus
- **Thorax in zwei Ebenen im Stehen:** freie Luft unter dem Zwerchfell (hohe Sensitivität!, fehlt bei ca. 30% der Perforationen, nach Laparotomie bis zu 7 d freie Luft nachweisbar und ohne Krankheitswert), basale Atelektasen, Pleuraergüsse, Zwerchfellhochstand ⇒ subphrenischer Abszess, Pneumonie
- Weitere Untersuchungen bei speziellem Verdacht: z.B. Endoskopie, Duplex-Sonografie/Angio-CT ⇒ Mesenterialinfarkt

### 4.3.2 Weitere Maßnahmen

- Engmaschige oder kontinuierliche Überwachung
- Pat. nüchtern lassen, Magensonde legen bei unstillbarem Erbrechen/Ileus
- Bei typischen Gallen- od. Ureterkoliken analgetische/spasmolytische Therapie

## Algorithmus abdominale Schmerzen

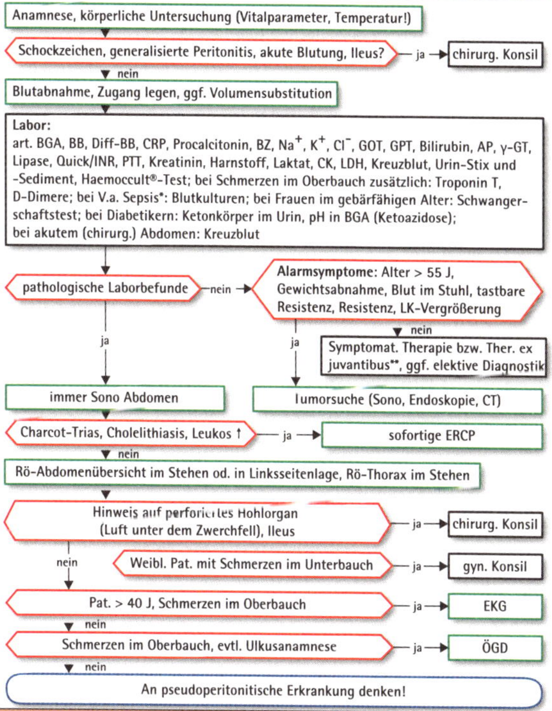


* 2 von 4 Kriterien für SIRS (system. inflammator. Response-Syndrom) müssen erfüllt sein: 1. Körpertemp. > 38 °C oder < 36 °C, 2. Herzfrequenz > 90/min, 3. Atemfrequenz > 20/min oder Hyperventilation mit $pCO_2$ < 32 mmHg, 4. Leukozyten > 12000/µl oder < 4000/µl oder Linksverschiebung (> 10 % unreife Leukozytenformen im Diff-BB);

** PPI bei epigastrischen Beschwerden, wenn erfolgreich, frühelektive ambulante ÖGD

## 4.4 DD und Klinik akuter abdominaler Schmerzen

### 4.4.1 Wichtigste Ursachen (absteigende Häufigkeit)

- Akute Appendizitis
- Gastritis, Ulkus
- Akute Cholezystitis, Gallenkolik
- Akuter Norovirus-Infekt (cave: hoch ansteckend ⇒ sofortige Isolierung!)
- Ileus
- Gynäkologische Erkrankungen (am häufigsten Adnexitis)
- Akute Pankreatitis
- Nierenkolik
- Magen- und Duodenalulkusperforation
- Karzinom
- Akute Divertikulitis

Bei Pat. < 50 J. finden sich in gut einem Drittel der Fälle nur unspezifische Ursachen (z.B. akute Gastroenteritis, akute Obstipation/Koprostase, Dyspepsie, Reizdarm).

| **Akute abdominale Schmerzen: Schmerzcharakteristik** | | |
|---|---|---|
| | **Viszeraler Schmerz (Eingeweideschmerz)** | **Parietaler (somatischer) Schmerz** |
| **Entstehung** | Im Hohlorgan selbst durch rasche Dehnung oder durch muskuläre Verkrampfung bzw. Kontraktionen | Durch lokale od. diffuse Entzündung des Bauchfells (Peritoneum parietale) |
| **Lokalisation** | Diffus (multisegmentale Innervation!) | Relativ gut lokalisierbar |
| **Schmerzcharakter** | Krampf-/kolikartig, brennend, beißend, bohrend | Intensiv, scharf, lang anhaltend |
| **Zunahme** | In Ruhe (Pat. krümmt sich od. wälzt sich herum) | Bei Erschütterung, Husten, Pressen (Schonhaltung) |
| **Intensität** | Gleich bleibend | Zunehmend |
| **Ausstrahlung** | **In Head-Zonen**<br>• Schulter: Extrauteringravidität, Cholezystitis (re. Schulter), Milzerkr. (li. Schulter)<br>• Rücken: Pankreatitis (gürtelförmig), komplikatives Bauchaortenaneurysma<br>• Penis, Skrotum/Labien: Ureterstein, Extrauteringravidität | Keine |

| | | |
|---|---|---|
| **Begleitsymptome** | Weiche Bauchdecke, keine Abwehrspannung, Blässe, Schwitzen, Übelkeit, Unruhe | Gespannte Bauchdecke („brettharter" Bauch), Abwehrspannung, Loslassschmerz |
| **Auftreten z.B. bei** | Gastroenteritis, Lebererkrankungen (Leberkapselspannungsschmerz)<br>**Kolikartiger Schmerz** bei Gallensteinkolik, Uretersteinkolik, mechanischem Ileus | Appendizitis, Pankreatitis, Cholezystitis, Divertikulitis, Peritonitis, Ulkusperforation |

- **Perforationsschmerz:** plötzlicher Beginn, heftiger Schmerz, evtl. vorübergehendes Abklingen, im weiteren Verlauf zunehmend Peritonitiszeichen
- **Entzündungsschmerz:** langsam, aber kontinuierlich zunehmend
- **Darmischämieschmerz:** plötzlicher Beginn, vorübergehende Schmerzbesserung für einige h ( „fauler Friede"), im weiteren Verlauf zunehmend Peritonitiszeichen; typisch für Strangulation einer Dünndarmschlinge (auch Invagination, Volvulus) oder Mesenterialinfarkt
- **Vernichtungsschmerz:** akut auftretende, stärkste Schmerzen, häufig mit Todesangst
- **Flankenschmerz:** dorsolateraler Ursprung, häufig Ausstrahlung in die Leiste oder in die Genitalien, typisch bei Erkrankungen im Bereich von Niere, Harnwegen, Retroperitoneum, kann aber auch bei anderen Ursachen eines akuten Abdomens auftreten (z.B. Appendizitis, gynäkologische Erkrankungen, Erkrankungen von Leber und Gallenwegen)

| **Akute abdominale Schmerzen: Schmerzlokalisation** | | |
|---|---|---|
| **Rechter Oberbauch**<br>*Cholelithiasis/Gallenkolik*<br>*Cholezystitis* | **Epigastrium**<br>*Gastritis, Ulkus(-perforation)*<br>*Gastroenteritis* | **Linker Oberbauch** |
| • Bulbitis duodeni/ Ulkus(-perforation)<br>• Gallenblasenempyem<br>• Pankreatitis<br>• Appendizitis<br>• Intestinale Pseudoobstruktion<br>• Subhepatischer Abszess<br>• Stauungsleber<br>• Leberruptur<br>• Subphrenischer Abszess<br>• Pleuritis<br>• Nieren-/Ureterkonkrement<br>• Pyelitis<br>• Perinephritischer Abszess<br>• Pneumonie<br>• Lungenembolie | • Pleuritis<br>• Angina pectoris<br>• Herzinfarkt<br>• Hiatushernie<br>• Ösophagusperforation<br>• Pankreatitis<br>**Periumbilikal**<br>*Gastroenteritis*<br>• Mechanischer Ileus<br>• Mesenterialinfarkt<br>• Intestinale Pseudoobstruktion<br>• Pseudomembranöse Enterokolitis<br>• Aneurysmaruptur<br>• Inkarzerierte Nabelhernie | • Gastritis, Ulkus(-perforation) Magen<br>• Pankreatitis (Pankreasschwanz)<br>• Herzinfarkt<br>• Milzinfarkt<br>• Milzruptur<br>• ischämische Kolitis<br>• Intestinale Pseudoobstruktion<br>• Pleuritis<br>• Subphrenischer Abszess; Nieren-/Ureterkonkrement<br>• Pyelitis<br>• Perinephritischer Abszess<br>• Pneumonie<br>• Lungenembolie |

| Rechter Unterbauch<br>*Appendizitis*<br>*Lymphadenitis mesenterialis* | Unterer Mittelbauch | Linker Unterbauch<br>(Perforierte) *Sigmadivertikulitis* |
|---|---|---|
| • Meckel-Divertikulitis<br>• M. Crohn<br>• Ischämische Ileitis<br>• Intestinale Pseudoobstruktion<br>• Invagination<br>• Stenosierendes Zökumkarzinom<br>• Gallenblasenperforation<br>• Nieren-/Ureterkonkrement<br>• Nierenarterienembolie<br>• Mittelschmerz<br>• Tubargravidität<br>• Stielgedrehte Ovarialzyste<br>• Adnexitis<br>• Inkarzerierte Hernie<br>• Hodentorsion<br>• Epididymitis<br>• Psoasabszess | • Akuter Harnverhalt<br>• Akute Zystitis<br>• Aneurysmaruptur | • Rektosigmoidkarzinom<br>• Intestinale Pseudoobstruktion<br>• Nieren-/Ureterkonkrement<br>• Nierenarterienembolie<br>• Mittelschmerz<br>• Tubargravidität<br>• Stielgedrehte Ovarialzyste<br>• Adnexitis<br>• Inkarzerierte Hernie<br>• Hodentorsion<br>• Epididymitis<br>• Psoasabszess |
| **Diffuse abdominale Schmerzen** | | |
| • Peritonitis<br>• Appendizitis<br>• Pankreatitis<br>• Obstipation/Koprostase<br>• Gastroenteritis, pseudomembranöse Kolitis, chron.-entzündl. Darmerkrankung | • Ileus<br>• Intestinale Pseudoobstruktion<br>• Diabetische Ketoazidose (Pseudoperitonitis diabetica)<br>• Hämolytische Krise (Sichelzellkrise) | • Intoxikation (z.B. Blei)<br>• Akute intermittierende Porphyrie<br>• Akute Nebennierenrinden-insuffizienz (M. Addison) bei Kortisonentzug |

**DD akuter abdominaler Schmerzen**

| Erkrankung | Anamnese | Schmerzen | Leitsymptome | Diagnose-sicherung |
|---|---|---|---|---|
| **Akutes chirurgisches Abdomen** | | | | |
| **Appendizitis** | Kurz, aus Wohlbefinden, Übelkeit | Zuerst periumbilikal, dann rechter Mittel- oder Unterbauch | Starker Druck-, Loslassschmerz (Appendizitiszeichen), kaum Abwehrspannung, Fieber | Klinik, Sono-Abdomen, ggf. Abdomen-CT |
| **Mechanischer Ileus** | Evtl. Z.n. abdominaler OP | Meist kolikartig, diffus im Abdomen | Erbrechen (teils massiv), gesteigerte Peristaltik, klingende Darmgeräusche | Sono-Abdomen, Rö-Abdomen |

| | | | | |
|---|---|---|---|---|
| **Inkarzerierte Hernie** | Hernie oft bekannt | Plötzlich, kontinuierlich zunehmend | Schmerzhafte Vorwölbung, Ileussymptomatik | Sono-Abdomen |
| **Ulkusperforation** | Evtl. Ulkusleiden, sonst leer | Plötzlich, sehr heftig, im Oberbauch | Bretthartes Abdomen | Rö-Abdomen |
| **Milzruptur** | Trauma, Splenomegalie (myeloproliferative Erkr.) | Kurz, unspezifisch, Flankenschmerz links | Volumenmangelschock, geringe Peritonitiszeichen | Sono-Abdomen |
| **Mesenterialinfarkt** | Älterer Pat., absolute Arrhythmie, Gefäßsklerose, evtl. Angina abdominalis | Akut, sehr heftig, im gesamten Abdomen | Anfangs heftige kolikartige Schmerzen, beschwerdearmes Intervall, zunehmend schlechter Zustand bei nur geringem Lokalbefund, Peritonitis, Schock | Labor (Laktat, LDH), Sono-Abdomen, Duplex |
| **Rupturiertes oder dissezierendes Aortenaneurysma** | Älterer Pat., Hypertonie, Gefäßsklerose | Plötzlich, in den Rücken ausstrahlend | Schock, periphere Durchblutungsminderung, paralytischer Ileus | Sono-Abdomen, CT |
| **Stielgedrehte Ovarialzyste** | Leer, evtl. Druckgefühl | Plötzlich, heftig, im rechten od. linken Unterbauch | Starke Unterbauchschmerzen | Gyn. Untersuchung, Sono |
| **Extrauteringravidität, Tubenruptur** | Ausgebliebene Regel, positiver Schwangerschaftstest | Plötzlich, heftig, im rechten od. linken Unterbauch | Evtl. Schock, starke Unterleibschmerzen | Sono-Abdomen (freie Flüssigkeit), positiver Schwangerschaftstest |
| **Unklare abdominale Schmerzen mit intraabdominaler Ursache** | | | | |
| **Ulcus ventriculi od. duodeni** | Ggf. Ulkuskrankheit bekannt, NSAR | Epigastrisch od. periumbilikal, beim Ulcus duodeni häufig nachts | Appetitlosigkeit, Völlegefühl, Übelkeit | ÖGD |
| **Cholezystitis, Cholezystolithiasis** | Ggf. Steine bekannt, Koliken | Kolik oder konstanter Druckschmerz im rechten Oberbauch | Lokaler Druckschmerz, Murphy-Zeichen positiv, Fieber | Sono-Abdomen |

| | | | | |
|---|---|---|---|---|
| **Pankreatitis** | Bekannte Cholelithiasis, Alkoholexzess, Arzneimittel-NW | Plötzlich, heftig, im Epigastrium, gürtelförmig in den Rücken ausstrahlend | Druckschmerz Oberbauch, „Gummibauch", Darmparalyse | Lipase, Pankreas-Elastase 1 im Serum (wenn Lipase negativ), Sono-Abdomen |
| **Infektiöse Gastroenteritis** | Durchfälle, Erbrechen | Krampfartig, diffus | Durchfall, Erbrechen, Hyperperistaltik, quatschende Darmgeräusche bei Palpation | Klinik, ggf. Stuhlkultur |
| **Divertikulitis** | Oft rezidiv. linksseitige Unterbauchschmerzen, Stuhlunregelmäßigkeiten | Links diffus, oft kolikartig | „Linksseitige Appendizitis", Fieber, ggf. tastbare Walze | Sono-Abdomen, bei V.a. Komplikationen Abdomen-CT mit rektaler KM-Füllung |
| **Intestinale Pseudoobstruktion** | Evtl. bekannt | Meist kolikartig, diffus im Abdomen | Übelkeit, Erbrechen, Obstipation, stark geblähtes Abdomen, evtl. Fieber | Sono-Abdomen, Rö-Abdomen |
| **M. Crohn** | Häufig bekannt, hohe Stuhlfrequenz, Blut-Schleim-Auflagerungen | Unspezifisch, oft re. Unterbauch | Fieber, lokale Peritonitis (ähnlich einer Appendizitis) | Evtl. tastbarer Konglomerattumor, Rö-Abdomen, Abdomen-CT |
| **Akute Stauungsleber** | Z.n. Lungenembolie, Herzversagen | Schmerz im rechten Oberbauch, evtl. kolikartig | Spontan- u. Druckschmerz, evtl. Ikterus | Sono-Abdomen, Echokardiografie |
| **Milzinfarkt** | Evtl. Vorerkr. (Leukämie, Polyzythämie, Pankreatitis) | Flankenschmerz links | Schmerz, evtl. Dyspnoe, Fieber, perisplenitisches Reiben | Farbduplex |
| **Adnexitis** | Häufig nach Menstruation, Abort | Heftig, im Unterleib (hinter Symphyse) | Fieber, Unterleibschmerzen | Gyn. Untersuchung, Portioverschiebeschmerz |
| **Unklare abdominale Schmerzen mit extraabdominaler Ursache** | | | | |
| **Myokardinfarkt** (v.a. Hinterwandinfarkt) | Oft KHK | Plötzlich, Vernichtungsschmerz, im Oberbauch rechts, max. bis Nabel ausstrahlend | Schmerz, Übelkeit, Erbrechen, Rhythmusstörungen, ggf. Schock | EKG, Troponin-T-Schnelltest, Labor (LDH, CK, CKMB) |

| | | | | |
|---|---|---|---|---|
| **Lungenembolie** | Evtl. tiefe Beinvenenthrombose, Bettlägrigkeit | Oberbauch, Schmerzen bei Inspiration | Dyspnoe, Tachypnoe, Husten, Zyanose | D-Dimere, Thorax-CT |
| **Basale Pneumonie, Pleuritis** | Oft Erkältung | Rechter oder linker Oberbauch, verstärkt beim Atmen | Fieber, ggf. Dämpfung, Reibe-, Rasselgeräusche | Auskultation, Rö-Thorax |
| **Ureterstein** | Steinleiden oft bekannt, Koliken | Kolik, Flankenschmerz, Ausstrahlung in Leiste, Hoden, Labien | Hämaturie, Erbrechen, Obstipation | Sono-Abdomen, Urinstatus, Urogramm |
| **Pyelonephritis** | Oft leer, evtl. rezidivierende HWI, meist jüngere Frauen | Heftig, in die Flanke ausstrahlend | Hohes Fieber, Schüttelfrost, Nierenlagerklopfschmerz | Urinstatus |
| Pseudoperitonitische Erkrankungen | | | | |
| **Diabetische Ketoazidose** (Pseudoperitonitis diabetica) | Insulinpflichtiger Diabetes | Kolikartige Schmerzen, diffus | Vertiefte Atmung, Azetongeruch | BZ, BGA (schwere metabolische Azidose) |
| **Akute intermittierende Porphyrie** | Evtl. Porphyrie bekannt, Photosensitivität | Kolikartige Schmerzen, diffus | Ikterus, Erbrechen, Durchfall od. Subileus, neurologische Symptome | Porphyrine im Urin |

**Weitere pseudoperitonitische Erkrankungen:** hämolyt. Krisen (z.B. Sichelzellkrise), fam. Mittelmeerfieber, uräm. Pseudoperitonitis, Addison-Krise, Intoxikation (z.B. Blei, Thallium), Kollagenosen/Vaskulitiden, neurolog.-psychiatr. Krankheitsbilder

**Differenzialdiagnose chronischer oder rezidivierender abdominaler Schmerzen**

| Verdachtsdiagnose | Leitsymptome/Anamnese | Wegweisende Untersuchungen/ Befunde |
|---|---|---|
| **GERD** | Sodbrennen, saures Aufstoßen, epigastrische/retrosternale Schmerzen, evtl. Dysphagie | ÖGD |
| **NERD** (Nichterosive Refluxkrankheit) | | PPI-Therapieversuch, wenn frustran, pH-Metrie |
| **Magen-/Duodenalulzera** | Epigastrische Schmerzen, Übelkeit, Erbrechen | ÖGD |
| **Magenentleerungsstörung** | Völlegefühl, Übelkeit, Erbrechen, Meteorismus, evtl. Sodbrennen | $^{13}$C-Oktansäure-Atemtest |
| **Chron.-entzündl. Darmerkrankungen** | Durchfälle (evtl. blutig-schleimig), Übelkeit, Gewichtsverlust, im Schub evtl. Fieber, evtl. Fisteln | Koloskopie, Histologie |

| | | |
|---|---|---|
| **Angina abdominalis (Darmischämie)** | Anfallsweise postprandial Schmerzen, Meteorismus, evtl. Gewicht ↓ | Duplex, Angio-CT |
| **Intoxikation** (z.B. Blei, Urämie) | Je nach Ursache, bei Urämie z.B. Ödeme, Pruritus, Übelkeit, Erbrechen, Durchfall | Je nach Ursache, bei Urämie z.B. Retentionswerte |
| **Chron. Pankreatitis** | Anamnest. evtl. chron. Alkoholabusus, Diabetes (pankreopriv); rez. Schmerzen, Appetitlosigkeit, Völlegefühl, evtl. Steatorrhoe, Gewichtsabnahme | Dünnschicht-CT |
| **Gallenwegserkrankung (Entzündung, Stein)** | s.S. 27 | |
| **Malignom** | Symptome je nach Lokalisation, progrediente Symptomatik (Gewichtsverlust, Fieberschübe) | Abdomen-Sono, CT, ggf. ÖGD, Koloskopie |
| **Porphyrie** | s.S. 29 | |
| **C1-Esterase-Inhibitor-Mangel** | Ggf. pos. Familienanamnese, abdom. Schmerzattacken evtl. mit Erbrechen u. Diarrhoe, Angioödeme im Gesicht, an Extremitäten/Stamm | C1-Inhibitor ↓ od. pathólog., C4 ↓ |
| **Kohlenhydrat-malabsorption** (z.B. Laktasemangel, Fruktosemalabsorption) | Krampfartige Bauchschmerzen, Blähungen, Durchfälle | $H_2$-Atemtest nach oraler Gabe von Laktose bzw. Fruktose |
| **Divertikulose** | Intermittierende, v.a. linksseitige Unterbauchschmerzen („Linksappendizitis"), Krämpfe, Stuhlunregelmäßigkeiten | Koloskopie, Kolon-doppelkontrasteinlauf |
| **Reizdarm** | Krampfartige Bauchschmerzen, Meteorismus, Stuhlunregelmäßigkeiten, Besserung nach Defäkation | Ausschlussdiagnose!, Abdomen-Sono, Koloskopie, $H_2$-Atemtest z.A. Kohlenhydrat-Malabsorption, Gyn-Konsil |
| **Intestinale Pseudo-obstruktion** | Schubweiser Verlauf, Übelkeit, Erbrechen, Völlegefühl, Obstipation od. Diarrhoe, Miktionsstörungen | Dünndarmmanometrie |
| **Nierensteine** | s.S. 29 | |
| **KHK** | Anfallsweise Brust- u./od. Oberbauchschmerzen (nach Belastung, postprandial), Übelkeit, Schwindel, Atemnot | EKG |
| **Gynäkolog. Erkr.** (z.B. chron.-rez. Adnexitis, Endometriose, Ovarialzysten, Pelvipathie, Pelvic Congestion Syndrome) | Chron. od. rez. Unterbauchschmerzen, evtl. Dysmenorrhoe, Schmerzen beim Geschlechtsverkehr | Gyn. Untersuchung, Sono, ggf. MRT, Laparoskopie |

# 5 Gastrointestinale Blutung[6]

- **Obere gastrointestinale Blutung** (oberhalb Treitz-Band): Leitsymptome Hämatemesis u./od. Teerstuhl; häufigste GI-Blutungsquelle (in 80–90% der Fälle), Hauptursachen: Ulzera (50%), Erosionen (20%), Ösophagusvarizen (10%), Mallory-Weiss-Syndrom (5%), Magenkarzinom (3%)
- **Mittlere gastrointestinale Blutung** (zwischen Treitz-Band und Bauhin-Klappe): in 3–5% der Fälle Blutungsquelle im Jejunum oder Ileum; Leitsymptom meist Teerstuhl, seltener Blutstuhl; häufigste Ursache: vaskuläre Läsionen/Angiodysplasien
- **Untere gastrointestinale Blutung** (unterhalb der Bauhin-Klappe): Leitsymptom Teerstuhl oder Blutstuhl; Hauptursachen: Hämorrhoidenblutung, Divertikel, Angiodysplasie, Dickdarmca., Polypen, entzündliche oder ischämische Kolonerkrankungen. **Achtung: Nie mit der Diagnose Hämorrhoiden zufriedengeben, immer komplette Koloskopie anstreben!**
- **Manifeste obskure GI-Blutung:** sichtbare Blutung (Melaena oder Hämatochezie) ohne Hinweise auf die Blutungsquelle nach durchgeführter ÖGD und Koloskopie
- **Okkulte GI-Blutung:** nur biochemisch (z.B. durch Haemoccult®-Test) nachweisbare Blutung ohne Veränderung des Stuhls, häufig in Kombination mit Eisenmangelanämie; Häufigkeit: 1–2% der asymptomatischen Bevölkerung > 40 J., meist infolge chronischer, intermittierend blutender Prozesse

**Eine GI-Blutung kann sich äußern als:**

- **Hämatemesis:** Erbrechen von hell- od. dunkelrotem Blut weist auf Blutungsquelle im Ösophagus, z.B. Ösophagusvarizen, hin; bei Säurekontakt kaffeesatzähnliches Erbrechen von Hämatin (Blutungsquelle im Magen/Duodenum o. Erbrechen von verschlucktem Blut)
- **Melaena (Teerstuhl):** übelriechender, tiefschwarzer, glänzender, klebriger Stuhl infolge bakteriellen Abbaus des Blutes während der Darmpassage (DD: schwarz gefärbter Stuhl durch Kohle, Wismut- oder Eisenpräparate); tritt meist nach oberer GI-Blutung, aber auch bei Blutungsquelle im Dünn- oder proximalen Dickdarm auf
- **Hämatochezie (Blutstuhl):** hell- bis dunkelrotes oder koaguliertes Blut im bzw. auf dem Stuhl; Blutungsquelle meist im Rektum bzw. anal, jedoch kann die Blutungsquelle bei massiver Blutung und/oder schneller Darmpassage auch weiter oben lokalisiert sein (auch obere GI-Blutung!)

## 5.1 Anamnese

- **Abschätzung von Art, Menge und Dauer des Blutverlustes:** seit wann, wie viel, in welcher Form (Teerstuhl und/oder Bluterbrechen, Blutstuhl?), Anämie bekannt?
- **Abfrage von Begleitsymptomen:** Schmerzen, Kreislaufprobleme, Erbrechen (erst Mageninhalt, dann Blut ⇒ typisch für Mallory-Weiss-Syndrom), Durchfall (⇒ chron.-entzündl. Darmerkr., Strahlenenterokolitis, pseudomembranöse Kolitis), Dyspnoe, Schwindel, Leistungsschwäche (Anämiezeichen)

- **Vorerkrankungen:** Ulkusleiden, Lebererkr., chron.-entzündl. Darmerkr., Tumorleiden, Z.n. Abdominal-OP oder Bestrahlung (⇒ Strahlenenterokolitis), frühere Blutungen
- **Medikamentenanamnese** (v.a. NSAR, Kortikoide, Gerinnungshemmer), Alkoholkonsum (wie viel, seit wann?)
- **Wichtig für Endoskopie:** Ist Pat. nüchtern?

## 5.2 Körperliche Untersuchung

- **Erster Eindruck und Vitalparameter:** Allgemeinzustand (kaltschweißig ⇒ Schock, tief liegende Augen ⇒ Exsikkose, Blässe ⇒ Anämie), RR, Herzfrequenz

**Beachte:** Auch wenn der Pat. klinisch stabil zu sein scheint, ist eine engmaschige Überwachung indiziert, da rasche Dekompensation möglich!

- **Inspektion von Erbrochenem oder Stuhl** (wenn möglich)
- **Abdomen:** sichtbare Narben, Spontan- oder Druckschmerz (z.B. bei Darmischämie, Ulkus), Abwehrspannung, verhärtete Leber, Splenomegalie (Hinweis auf Pfortaderhochdruck)
- **Rektale Untersuchung:** Teerstuhl oder Blut in der Rektumampulle?
- **Leberzeichen:** Gynäkomastie, weiblicher Behaarungstyp, Aszites, Dupuytren-Kontraktur, Palmarerythem, Lackzunge, Spider naevi, Caput medusae

## 5.3 Basisdiagnostik

- **Labor:** BB (verzögerten Hb-Abfall beachten!), Quick/INR, PTT, Fibrinogen, AT III, Fibrinspaltprodukte, Kreatinin, $Na^+$, $K^+$, Laktat, CK(MB), GOT, Lipase, BGA, Kreuzblut
- **Endoskopie:** bei V.a. obere GI-Blutung (Hämatemesis, Melaena) Notfall-ÖGD, bei Hämatochezie Proktoskopie (zum Ausschluss Hämorrhoidalblutung), Koloskopie i.d.R. erst nach Darmreinigung sinnvoll

**Klassifikation der Aktivität von GI-Blutungen nach Forrest[7]**

| Stadium | | Endoskopischer Befund |
|---|---|---|
| I = aktive Blutung | Ia | Spritzende arterielle Blutung aus Gefäßstumpf |
| | Ib | Sickerblutung (venös, kapillär) |
| II = Blutung steht spontan | IIa | Sichtbarer Gefäßstumpf |
| | IIb | Koagelbedeckte Läsion |
| | IIc | Hämatinbedeckte Läsion |
| III | | Blutung in der Anamnese ohne sichtbare Blutungszeichen |

**Diagnostischer und therapeutischer Algorithmus bei Hämatemesis/Melaena**

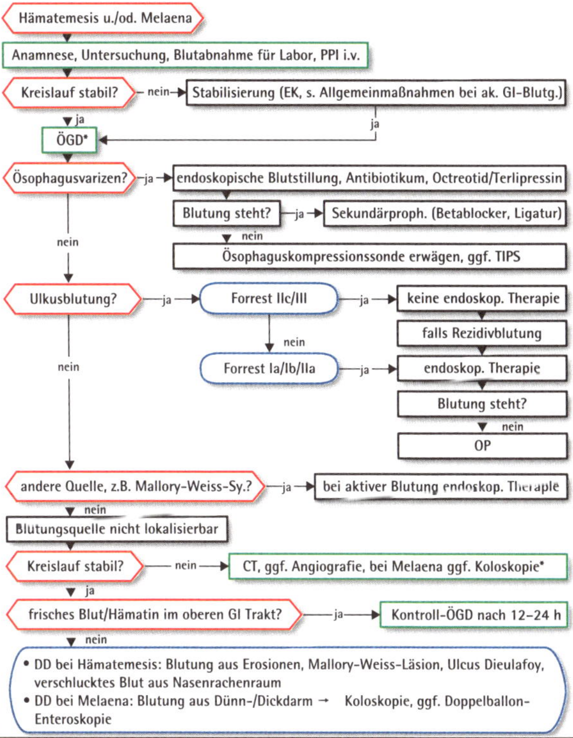


*Endoskopie bei hämolytisch instabilen Patienten nur auf der Intensivstation

**Diagnostischer und therapeutischer Algorithmus bei Hämatochezie**

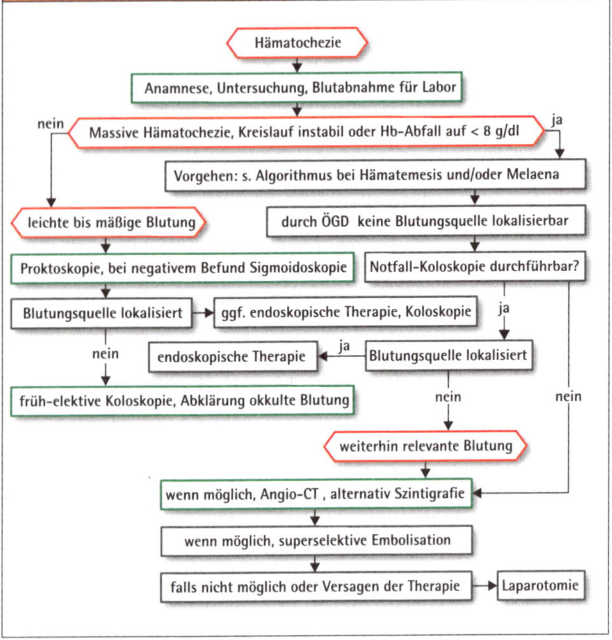

**Diagnostischer Algorithmus bei okkulter GI-Blutung**

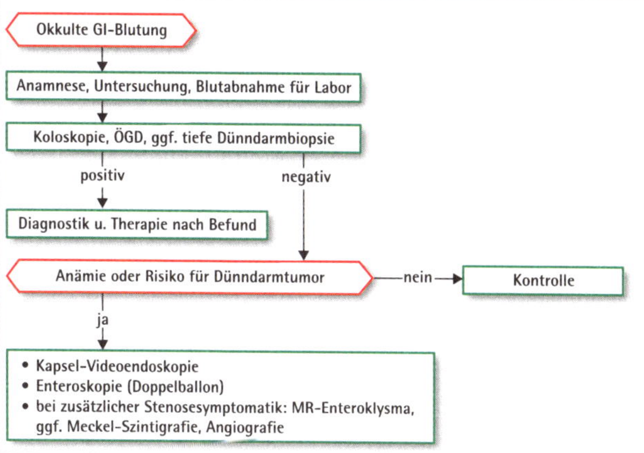


## 5.4 Differenzialdiagnostik

**Differenzialdiagnose obere vs. untere GI-Blutung**

| Für obere GI-Blutung sprechen | Für untere GI-Blutung sprechen |
|---|---|
| • Bekannte Ulkuskrankheit<br>• Einnahme von NSAR<br>• Hämatemesis<br>• Melaena<br>• Schwere, kreislaufwirksame Hämatochezie | • Z.n. Divertikelblutung<br>• Hämatochezie<br>• Vorwiegend ältere Pat. |
| ⇒ ÖGD | ⇒ Koloskopie |

**Bei akuter GI-Blutung andere Erkrankung im Blick behalten!** Patienten mit akuter GI-Blutung sterben nur in 15% der Fälle an einem hämorrhagischen Schock. 25% versterben an einer Pneumonie, 10% an einem Herzinfarkt!

| Differenzialdiagnosen bei okkulter Blutung (häufigste Ursachen in Fettdruck) | |
|---|---|
| **Neoplasien** | **Karzinom**, großes Adenom (> 1,5 cm) |
| **Entzündungen** | **Erosive Ösophagitis**, erosive Gastritis, **Ulkus**, Hiatushernie mit Erosion, M. Crohn, Colitis ulcerosa, Zöliakie, unspezifische Kolitis, idiopathisches Zökumulkus |
| **Anomalien oder Erkrankungen der Gefäße** | **Vaskuläre Ektasien**, Gastropathie oder Kolopathie bei portalem Hochdruck, vaskuläre Ektasien des Magenantrums („Wassermelonen-Magen"), Varizen, Ulcus Dieulafoy (Exulceratio simplex), Vaskulitis (z.B. Periarteriitis nodosa), Hämangiom, M. Osler, M. Ehlers-Danlos, Angiodysplasien |
| **Infektionen, Parasiten** | Wurmbefall (Ancylostomiasis, Trichuriasis, Strongyloidiasis, Ascariasis), Amöbiasis, tuberkulöse Enterokolitis |
| **Blutungen aus Nicht-GI-Quellen** | Hämoptysen, oropharyngeale Blutungen (auch Epistaxis!) |
| **Andere Ursachen** | Hämosuccus pancreaticus, Hämobilie (z.B. nach ERCP), hämorrhagische Diathese, Langstreckenlaufen, Münchhausen-Syndrom, Endokarditis |

## 5.5 Therapie

### 5.5.1 Allgemeinmaßnahmen bei akuter GI-Blutung

- Mind. 2 periphere großlumige Zugänge, Volumengabe (Elektrolyte)
- Medikamentöse Säurehemmung durch PPI i.v.
- Monitorüberwachung, Pat. bleibt nüchtern
- Oberkörper hochlagern (Aspirationsgefahr!), bei Schock stabile Seitenlage, ggf. Intubation
- Ery-Konzentrate bereitstellen, wenn Hb < 8 g/dl oder Pat. kreislaufinstabil (unabhängig vom Hb-Wert)
- Ggf. Kreislaufstabilisierung mit Ery-Konzentraten (Ziel-Hb 8–10 g/dl), bei Massentransfusion werden pro 5 Ery-Konzentrate ca. 2 Btl. FFP benötigt

### 5.5.2 Spezielle Maßnahmen bei Ösophagus- oder Magenfundusvarizen

- Senkung des Pfortaderdrucks durch Terlipressin oder Octreotid
- Antibiotikaprophylaxe (Risiko für Rezidivblutung ↓) mit Ciprofloxacin o. Ceftriaxon
- Bei Versagen der endoskopischen Blutstillung Kompressionssonde erwägen: Sengstaken-Sonde (mit zwei Ballons) bei Ösophagusvarizen, Linton-Sonde (mit birnenförmigem Ballon) bei Magenfundusvarizen
- Leberkomaprophylaxe: Lactulose, Ornithinaspartat (Hepa-Merz® Granulat oder Infusionslösung)

# 6 Akute Diarrhoe

**Stuhlfrequenz > 3/d** u./od. **Stuhlmenge > 250 g/d** bei gleichzeitig **verminderter Konsistenz** (> 85% Stuhlwassergehalt); die akute Diarrhoe ist i.d.R. selbstlimitierend und hält nicht länger als 2 Wo an.

**Häufigste Ursachen**

- Infektionen (z.B. Viren, Bakterien)
- Lebensmittelvergiftungen durch Enterotoxine (z.B. Staphylokokken-Enterotoxin, Shigatoxin bei Shigellen und EHEC, Clostridium-perfringens-Toxin) ⇒ i.d.R. kein Fieber, ausgeprägtes Erbrechen
- Medikamente (s. Anamnese) ⇒ i.d.R. kein Fieber
- Psychogen (z.B. Aufregung vor Prüfung oder Reise)

Davon abzugrenzen sind:

- **Paradoxe Diarrhoe:** häufige, flüssige, übelriechende Stuhlgänge, aber geringes Stuhlvolumen bei stenosierenden Prozessen im distalen Kolon, dadurch Koprostase mit bakterieller Zersetzung des Stuhls
- **Pseudodiarrhoe:** erhöhte Stuhlfrequenz, aber geringes Stuhlvolumen, z.B. bei Reizdarm oder Proktitis

## 6.1 Anamnese

- **Fragen zum Durchfall:** seit wann, Häufigkeit/Aussehen des Durchfalls (wässrige Stühle ⇒ z.B. Noro-/Rotaviren, Salmonellen, Vibrio cholerae; eitrige u./od. blutige Stühle ⇒ z.B. Shigellen, Campylobacter, Yersinien, Clostridien); weitere Personen betroffen?
- **Begleitsymptome?** Übelkeit, Erbrechen, Bauchschmerzen, Tenesmen, Fieber
- **Medikamentenanamnese:** v.a. Laxanzien, Antibiotika, Zytostatika, Colchizin, Eisen-/Magnesiumpräparate, Chenodesoxy-/Ursodeoxycholsäure

**An die 4 As denken!**

- **Alimentäre Risiken** (z.B. unzureichend erhitzte oder zu lange warm gehaltene Speisen, v.a. wenn sie Fleisch/Geflügel oder Eier enthalten)
- **Antibiotikaeinnahme**
- **Auslandsreise** (v.a. Aufenthalt in tropischen oder subtropischen Ländern)
- **Abwehrschwäche** (z.B. Immunsuppression, HIV-Infektion)

## 6.2 Körperliche Untersuchung

- **Allgemeinzustand:** Exsikkose (tief liegende Augen, trockene Schleimhäute, stehende Hautfalte, verminderte Urinproduktion), Temperatur
- **Abdomen:** Palpation (Druckschmerz – häufig periumbilikal), Perkussion (Meteorismus), Auskultation (lebhafte Darmgeräusche)

- **Stuhlinspektion:** faulig riechender, grünlicher Stuhl (evtl. mit Blutbeimengung) ⇒ V.a. Salmonellen; blutig-schleimiger Stuhl ⇒ V.a. Shigellen, EHEC, Parasiten, Amöben, Clostridium difficile; wässriger Stuhl ⇒ V.a. Cholera („Reiswasserstuhl"), Viren (z.B. Noro-, Rotaviren)

**Beachte:** Jeder Pat. mit Diarrhoe ist so lange als infektiös anzusehen, bis eine Infektion ausgeschlossen ist. Daher umgehende Einleitung geeigneter Hygienemaßnahmen! Steht explosionsartiges Erbrechen im Vordergrund, muss schon in der Notaufnahme eine Vollisolierung erfolgen, da Norovirus-Verdacht besteht. Dieser Erreger ist hochkontagiös und führt besonders bei multimorbiden Pat. zu einer Zunahme der Sterblichkeit.

## 6.3 Basisdiagnostik

Häufig ist bei akuter Diarrhoe über Anamnese und klinische Untersuchung hinaus keine weitere Diagnostik erforderlich, es genügt eine symptomatische Therapie (s.u.); Indikationen für weitere diagnostische Maßnahmen und Vorgehen s. Algorithmus.

**Indikation zur weiteren Diagnostik**

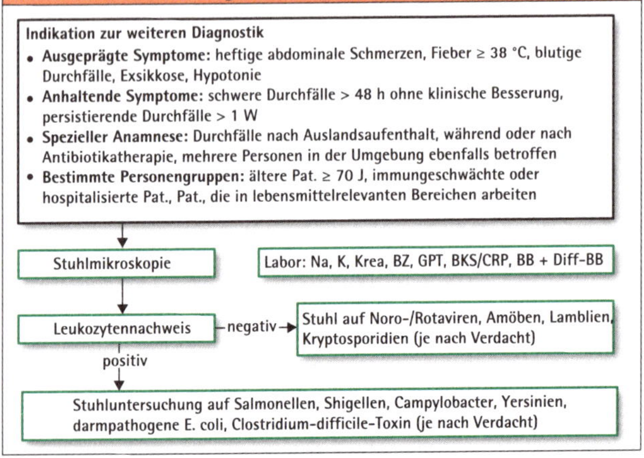

| Weitere Diagnostik, die in bestimmten Fällen indiziert ist | |
|---|---|
| **Klinik** | **Untersuchung** |
| **Blutige Durchfälle** | Abdomen-Sono, ggf. Koloskopie (CED?) |
| **Gastroenteritis mit Fieber** | Abdomen-Sono, Blutkulturen, evtl. Koloskopie |
| **Durchfälle während oder nach Antibiotikatherapie** | immer Stuhluntersuchung auf Clostridium difficile und Toxinnachweis, Abdomen-Sono, Rekto-/Koloskopie (pseudomembranöse Kolitis?) |

| Meldepflicht | | | | |
|---|---|---|---|---|
| **Namentliche Meldung ans Gesundheitsamt erforderlich** | | | | |
| **Erreger** | **Erreger-/ Toxinnachweis** | **Verdacht** | **Erkrankung** | **Tod** |
| **Campylobacter** | X | | | |
| **Darmpathogene E. coli, EHEC** | X | X *(nur HUS)* | X *(nur HUS)* | X *(nur HUS)* |
| **Giardia lamblia** | X | | | |
| **Hepatitis-A-/-E-Virus** | X | X | X | X |
| **Norovirus** | X | | | |
| **Rotavirus** | X | | | |
| **Salmonella typhi/paratyphi** | X | X | X | X |
| **Salmonella-Spezies, sonstige** | X | | | |
| **Shigella-Spezies** | X | | | |
| **Vibrio cholerae** | X | X | X | X |
| **Yersinia enterocolitica** | X | | | |
| Unabhängig vom Erreger<br>• Bei V.a. infektiöse Gastroenteritis oder Erkrankung von ≥ zwei Personen<br>• Bei Personen, die mit der Herstellung von Lebensmitteln zu tun haben | | | | |

## 6.4 Therapie

- **Primär symptomatische Therapie:** orale Rehydratation (WHO-Lösung: 13,5 g Glukose, 2,9 g Natriumcitrat, 2,6 g Natriumchlorid, 1,5 g Kaliumchlorid auf 1 l Wasser oder als Fertigpräparat, z.B. Elotrans®), ggf. Glukose und Elektrolyte i.v.
- **Ggf. empirisch Antiinfektiva:** bei Reisediarrhoe, schweren Durchfällen (≥ 8/d, fieberhaft), abwehrgeschwächten Pat.; **Ciprofloxacin** (2 × 500 mg/d für 7 d), alternativ Azithromycin (1 × 500 mg/d für 3–5 d); bei Schwangeren ausweichen auf Erythromycin oder **Ampicillin**; bei V.a. Amöben, Lamblien, Clostridien: **Metronidazol** (3 × 400–500 mg/d für 7 d)

- **Ggf. gezielte antiinfektive Therapie nach Erregernachweis:** Mittel der Wahl s. Tab.; keine Antibiose bei Salmonelleninfektion (verlängert Erregerausscheidung) und EHEC (gesteigerte Toxinfreisetzung, Risiko ↑ für hämolytisch-urämisches Syndrom = HUS) sowie bei weiteren toxinbedingten Durchfällen (z.B. Staph. aureus, Clostridium perfringens, Bacillus cereus) – Ausnahme: Clostridum difficile

**Antiinfektive Therapie bei infektiösen Gastroenteritiden**

| Erreger | Mittel der Wahl |
|---|---|
| Campylobacter jejuni | Ciprofloxacin, Azithromycin |
| Clostridium difficile | Ciprofloxacin, Vancomycin |
| Darmpathogene E. coli (außer EHEC) | Ciprofloxacin |
| Salmonellen* | Ciprofloxacin |
| Shigellen | Ciprofloxacin |
| Vibrio cholerae | Doxycyclin |
| Yersinia enterocolitica | Ciprofloxacin |
| Entamoeba histolytica | Metronidazol |
| Giardia lamblia | Metronidazol |
| Kryptosporidien | Paromomycin |
| Mikrosporidien | Albendazol |
| Zytomegalie-Virus | Ganciclovir |

* *Antibiotische Therapie nur bei immunsupprimierten (z.B. durch Malignom, HIV, Leberzirrhose) oder alten Pat. (> 65 J.) sowie bei Herzklappenfehlern*

# 7 Chronische Diarrhoe

**≥ 3 ungeformte Stühle/d über eine Dauer von ≥ 3 Wo;** abzugrenzen von einer erhöhten Stuhlfrequenz bei Absatz kleiner Stuhlmengen von meist normaler Konsistenz ⇒ Hinweis auf rektale Ursache (z.B. gestörte Kontinenzfunktion, Proktitis). Schaumig-voluminöse, sehr übelriechende, lehmfarbene Stühle, unverdaute Nahrungsreste ⇒ **Steatorrhoe** (Fettstuhl); dabei ist der Stuhlfettgehalt auf > 7 g/d erhöht. Ursächlich ist häufig eine exokrine Pankreasfunktionsstörung (Lipasemangel im Dünndarm ⇒ unzureichende Fettverdauung) oder eine Verlegung des Ductus choledochus (z.B. durch Steine). Steatorrhoe weist auf ein Malabsorptionssyndrom hin.

**Häufigste Ursachen eine chronische Diarrhoe**

- In 60% der Fälle funktionelle Genese (Reizdarm)
- In 40% organische Ursache (Malabsorption, CED, infektiös, Z.n. OP – etwa Kurzdarmsyndrom, Medikamente/Laxanzienabusus)

## 7.1 Anamnese

- **Fragen zum Stuhl:** seit wann Durchfall, Häufigkeit, Konsistenz und Aussehen des Stuhls (Blutbeimengung ⇒ z.B. bei CED; „schwimmt" der Stuhl in der Toilette ⇒ Fettstuhl ⇒ Malabsorption, z.B. bei Pankreaserkr., Zöliakie); paradoxe Diarrhoe (häufige, flüssige, übelriechende Stuhlgänge, aber geringes Stuhlvolumen oder Wechsel zwischen festem und flüssigem Stuhl ⇒ z.B. bei stenosierenden Prozessen im distalen Kolon); nächtlicher Stuhldrang ⇒ Hinweis auf organische Erkrankung (nicht bei Reizdarm); sistieren die Durchfälle, wenn nichts mehr gegessen wird? ⇒ Hinweis auf osmotische Diarrhoe
- **Abfrage von Begleitsymptomen:** (abdominale) Schmerzen, Tenesmen, (sub-)febrile Temperatur, Gewichtsabnahme, Leistungsknick, Mangelerscheinungen (Ödeme, Blutungsneigung, Anämie, Knochenschmerzen)
- **Vorerkrankungen:** Pankreaserkrankungen, Cholelithiasis, Diabetes mellitus, HIV-Infektion, Operationen (Magen-, Darmresektion), Strahlentherapie
- **Nahrungsanamnese:** Allergien, Unverträglichkeiten (Milch), Symptombesserung durch Fasten
- **Medikamentenanamnese:** v.a. Laxanzien, Antibiotika, Zytostatika, Colchizin, Eisen-/Magnesiumpräparate, Chenodesoxy-/Ursodeoxycholsäure, NSAR
- **Risikofaktoren:** Auslandsreisen, positive Familienanamnese für CED

## 7.2 Körperliche Untersuchung

- **Allgemeinzustand:** Ernährungszustand (Gewichtsverlust? Wie viel, in welchem Zeitraum), Mangelsymptome (Kachexie, Ödeme, trophische Störungen an Haut und Nägeln), Temperatur, Hautfarbe (Blässe ⇒ Anämie)
- **Abdomen:** Inspektion (OP-Narben ⇒ Kurzdarmsyndrom?), Palpation (Druckschmerz, Resistenz), Perkussion (Meteorismus), Auskultation, rektale Untersuchung
- **Stuhlinspektion**

- Immer **Ganzkörperuntersuchung**, um diagnostisch richtungsweisende Begleitsymptome zu erkennen, z.B. Hyperthyreosezeichen (Struma, Exophthalmus, Tachykardie)

## 7.3 Basisdiagnostik

- Ggf. **Stuhlprotokoll** führen lassen, dabei Erfassung der Stuhlkonsistenz, z.B. anhand der **Bristol-Stuhlformen-Skala** (Typ 1: einzelne, feste Kügelchen, schwer auszuscheiden; Typ 2: wurstartig, klumpig; Typ 3: wurstartig mit rissiger Oberfläche; Typ 4: wurstartig mit glatter Oberfläche; Typ 5: einzelne weiche, glattrandige Klümpchen, leicht auszuscheiden; Typ 6: einzelne weiche Klümpchen mit unregelmäßigem Rand; Typ 7: flüssig, ohne feste Bestandteile)
- **Labor:** BB, Diff-BB (Eosinophilie?), BSK/CRP, aP, $\gamma$GT, Bili, Elektrolyte, Se-Eisen, Cholesterin, Gesamteiweiß + Elektrophorese, Quick/INR, TSH basal, Endomysium-/Transglutaminase-AK (Zöliakie?), ggf. 7$\alpha$-Hydroxy-4-Cholesten-3-one (bei V.a. Gallensäureverlust-Syndrom), Stuhlfette, Calprotektin und Elastase im Stuhl, mikrobiologische Stuhluntersuchung je nach Verdacht, Bestimmung von Methylhistidin im Urin bei V.a. Nahrungsmittelallergie
- **Ggf. Funktionsdiagnostik:** $H_2$-Atemtest nach oraler Gabe von 50 g Laktose bzw. 25 g Fruktose bzw. 75 g Glukose (bei V.a. bakterielle Fehlbesiedelung)
- **Bildgebende Untersuchung:** routinemäßig Abdomen-Sono, ggf. Enteroklysma nach Sellink/MR-Sellink (bei V.a. Ursache im Dünndarm), ggf. CT (z.B. bei Fisteln, Abszessen)
- **Ggf. Endoskopie:** Ileokoloskopie mit Stufenbiopsien (mikroskopische Kolitis, CED), Gastroduodenoskopie mit Entnahme tiefer Biopsien (M. Whipple, Zöliakie)
- **Ggf. endokrinologische Diagnostik:** 5-Hydroxyindolessigsäure im 24-h-Urin, Gastrin, VIP bzw. Glukagon im Serum, $^{75}$SeHCAT-Test

**Differenzialdiagnostisch richtungsweisende Befunde bei chronischer Diarrhoe**

| Begleitsymptom | Hinweis auf |
|---|---|
| **Arthralgien, Arthritiden** | CED, reaktive Arthritis durch Enteritiserreger (z.B. Yersinien), M. Whipple, Zöliakie |
| **Eosinophilie, IgE ↑** | Wurmerkrankungen, Nahrungsmittelallergie, eosinophile Gastroenterokolitis |
| **Flush** | Karzinoid, Vipom |
| **Gewichtsabnahme** | Malabsorption, Hyperthyreose |
| **Infektanfälligkeit** | HIV-assoziierte Diarrhoe, Immunglobulinmangel |
| **Leberwerte ↑** | CED, in die Leber metastasiertes Kolonka.; Zöliakie |
| **Lymphadenopathie** | M. Whipple, HIV-assoziierte/Lymphom-assoziierte Diarrhoe |
| **Neuropathie, periphere** | Diabetische Enteropathie, Amyloidose |
| **Proteinurie, ausgeprägte** | Amyloidose des Darms |
| **Ulcus ventriculi** | Gastrinom (bei multiplen/sehr großen Ulzera) |

## Diagnostischer Algorithmus bei chronischer Diarrhoe

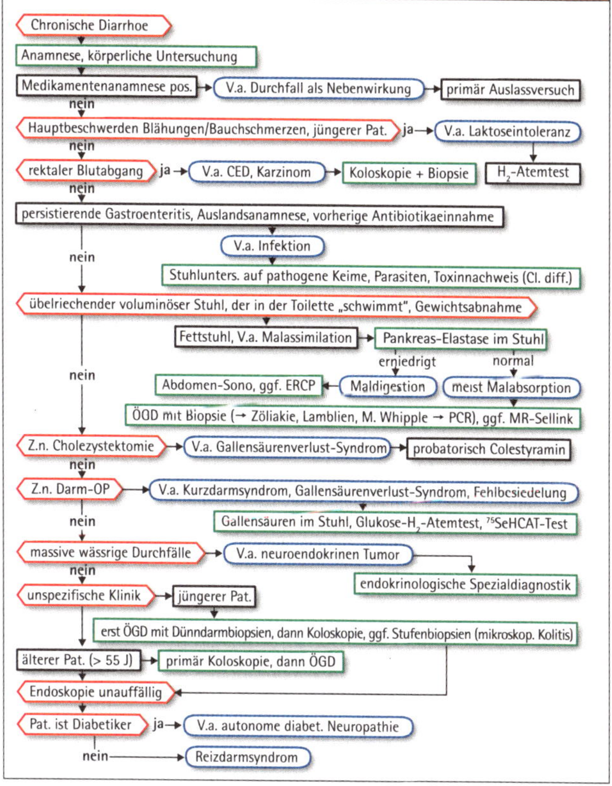

## 7.4 Differenzialdiagnosen

| Differenzialdiagnosen | | |
|---|---|---|
| **Verdachtsdiagnose** | **Leitsymptome/Anamnese** | **Wegweisende Untersuchungen/Befunde** |
| **Leitsymptom blutiger (evtl. auch schleimiger) Durchfall** | | |
| **Colitis ulcerosa** | Blutig-schleimige Durchfälle (auch nachts), schubweiser Verlauf, Gewichtsverlust | Koloskopie, Histologie, CRP ↑ |
| **Kolonkarzinom** | Blut im/auf dem Stuhl, häufig Wechsel Durchfall u. Obstipation | Koloskopie, Histologie |
| **M. Crohn** | Durchfälle (blutig nur bei 10–20%), schubweiser Verlauf, häufig Gewichtsabnahme, Bauchschmerzen (typisch: „Pseudoappendizitis"), perianale Fisteln, Analfissuren | Koloskopie, Histologie, ggf. ÖGD, CRP ↑ |
| **Ischämische Kolitis** | Blut- u. Schleimabgang, Bauchschmerzen, Tenesmen | Koloskopie, Angio-CT |
| **Strahlenkolitis** | Z.n. Radiatio, Blut- u. Schleimabgang, Bauchschmerzen, Tenesmen | Koloskopie, Histologie |
| **Leitsymptom Durchfall im Wechsel mit Obstipation** | | |
| **Reizdarmsyndrom** | Wechsel von Obstipation u. Diarrhoe, Bauchschmerzen, Meteorismus, Völlegefühl, keine Gewichtsabnahme, jahrelanger Verlauf | Ausschlussdiagnose! |
| **Kolonkarzinom** | siehe oben | |
| **Leitsymptom Steatorrhoe (⇒ Bestimmung von Stuhlgewicht und Stuhlfett)** | | |
| **Chron. Pankreatitis/ Pankreasinsuffizienz** | Rez. Schmerzen im Oberbauch, Appetitlosigkeit, Gewichtsverlust, Fettstühle, Meteorismus | Chymotrypsin u. Elastase im Stuhl ↓, Abdomen-Sono, ggf. Sekretin-Test |
| **Zöliakie** | Häufig oligosymptomatisch, Durchfälle, Tenesmen, Meteorismus, Bauchschmerzen nach Verzehr glutenhaltiger Getreidesorten, Müdigkeit, Knochenschmerzen, Anämie | IgA-Bestimmung, Nachweis von Transglutaminase-IgA-AK, Endomysium-IgA-AK, ÖGD mit tiefer Dünndarmbiopsie |
| **Cholestase** | Ikterus, heller Stuhl und dunkler Urin, Durchfälle, Steatorrhoe, häufig Bauchschmerzen/Koliken | Bili, aP, γGT ↑, Abdomen-Sono |
| **Gallensäurenverlust-Syndrom** | Typ. Anamnese (CED, Z.n. Ileumresektion, abdominelle Radiatio), anhaltende Durchfälle, Steatorrhoe, Gewichtsverlust, Analekzem | $^{75}$SeHCAT-Test*, ggf. probatorische Gabe von Colestyramin |

| | | |
|---|---|---|
| **Bakterielle Fehlbesiedelung des Dünndarms** | Typische Anamnese (Z.n. Darm-OP mit blinder/ausgeschalteter Schlinge, Divertikel, Dünndarmstenose bei M. Crohn), Durchfälle, Steatorrhoe, Blähungen, abdominelle Beschwerden, Gewichtsverlust, Leistungsknick, häufig Laktoseintoleranz | Glukose-$H_2$-Atemtest |
| **Kurzdarmsyndrom** | Typische Anamnese (Z.n. ausgedehnter Dünndarmresektion), massive Diarrhoe, Steatorrhoe, Gewichtsverlust, Exsikkose, Mangelerscheinungen, häufig Laktoseintoleranz | Anamnese (ggf. OP-Bericht anfordern!), evtl. Dünndarm-Kontrastuntersuchung, ggf. Glukose-$H_2$-Atemtest |
| **Intestinale Lymphangiektasie** | Steatorrhoe, Malabsorption, Hypoproteinämie mit Ödemen u. Ergüssen | ÖGD mit Dünndarmbiopsie |
| **M. Whipple** | Übelriechende Durchfälle, Steatorrhoe, Gewichtsverlust, Fieber, Gelenkbeschwerden, v.a. Männer betroffen | Koloskopie mit Histologie (PAS-positive Makrophageneinschlüsse in der Lamina propria, PCR) |
| Leitsymptom dünner Stuhl | | |
| **Kohlenhydratmalabsorption** (z.B. von Laktose, Fruktose) | Jüngere Pat., ggf. anamn. Hinweise auf Unverträglichkeit von Milch/Obst, im Vordergrund stehen Bauchschmerzen/-krämpfe u. Blähungen, eher breiiger Stuhl (auch Obstipation möglich!) | $H_2$-Atemtest |
| **Laktoseintoleranz** | Symptome bes. nach Genuss von Milchprodukten | Zottenatrophie, Auslassversuch |
| **Zöliakie** | siehe oben | |
| **M. Crohn** | siehe oben | |
| **Medikamentös bedingte Durchfälle** | Medikamentenanamnese, chron. Durchfall, evtl. Bauchschmerzen | Probatorisch verdächtige Medikamente absetzen |
| **Laxanzienabusus** | Absichtliche oder unabsichtliche Überdosierung von Laxanzien, Bauchschmerzen, ggf. Gewichtsabnahme, Erbrechen, Ödeme, Muskelschwäche, Herzrhythmusstörungen | $K^+ \downarrow$, Anamnese, ggf. Laxanziennachweis im Urin od. Stuhl |
| **Osmotische Diarrhoe durch Zuckeraustauschstoffe** | Hoher Verzehr von mit Zuckeraustauschstoffen gesüßten Süßigkeiten oder zuckerfreiem Kaugummi, (wässrige) Durchfälle, evtl. Gewichtsverlust | Eliminationsdiät |

| | | |
|---|---|---|
| **Kollagenosen/Vaskulitiden (v.a. systemische Sklerodermie)** | Andere Symptome der Grunderkr., z.B. an Haut oder Gelenken, Durchfälle, ggf. auch Dysphagie, Bauchschmerzen, Gewichtsabnahme | Nachweis von Auto-AK (z.B. ANA, ds-DNA, ANCA) |
| **Nahrungsmittelallergie** | Evtl. anamnestische Hinweise auf unverträgliche Speisen, Allergien/ allerg. Erkr. in der Familien- u./od. Eigenanamnese, Durchfälle, Bauchschmerzen, Blähungen | Anamnese, Ges.-IgE, spezifisches IgE (RAST), Methylhistamin im Urin, Endoskopie mit Biopsie (bei lymphfollikularer Hyperplasie gezielt!), Eliminationsdiat (Abnahme der Methylhistamin-Ausscheidg.?) |
| **Amyloidose** | Chron.-entzündl. Grunderkrankung (z.B. CED, rheumatische Erkr.), Durchfälle, evtl. auch Obstipation, Völlegefühl, Müdigkeit, Gewichtsverlust | Rektumbiopsie (Amyloidablagerungen) |
| **Leitsymptom wässriger Durchfall** | | |
| **Autonome diabetische Neuropathie** | Diabetes, Durchfälle häufig intermittierend, oft auch Gastroparese, orthostatische Hypotonie, Impotenz, vermindertes Schwitzen | Neurologische Untersuchung (vermindetes Vibrationsempfinden), Bz-Tagesprofil, $HbA_{1C}$ |
| **Hyperthyreose** | Erhöhte Stuhlfrequenz bis hin zu schweren Durchfällen, Nervosität, Tremor, Tachykardie, Gewichtsverlust, Heißhunger, vermehrtes Schwitzen, Haarausfall, Muskelschwäche, häufig Struma, evtl. Exophthalmus | TSH ↓, meist $fT_3$ ↑, $fT^4$ ↑ |
| **Mikroskopische Kolitis** | Heftige u. anhaltende wässrige Durchfälle | Koloskopie mit Stufenbiopsie, Histologie |
| **Karzinoidsyndrom** | Anhaltende wässrige Durchfälle, Bauchschmerzen, Flush, Tachykardie | 5-Hydroxyindolessigsäure im 24-h-Urin ↑, Serotonin im Serum ↑ |
| **VIPom (Verner-Morrison-Syndrom)** | Massive wässrige Durchfälle (> 3l/d), A-/Hypochlorhydrie, Dehydratation, Anämie, evtl. Flush | Labor (K+ ↓↓, evtl. $Ca^{2+}$ ↑, Phosphat ↓, Eisenmangel), VIP ↑, Sicherung durch Biopsie |
| **Gastrinom (Zollinger-Ellison-Syndrom)** | Wässriger Durchfall, evtl. auch Steatorrhoe, multiple bzw. ausgeprägt große Ulcera ventriculi/duodeni mit Oberbauchschmerzen, evtl. Hämatemesis | Gastrin im Serum ↑↑ (> 1.000 ng/l sind beweisend) |
| • *$^{75}$SeHCAT-Test = Selen75-Homotaurocholsäuretest* | | |

# 8 Unklarer Gewichtsverlust/Appetitlosigkeit

Jede ungewollte Gewichtsabnahme ist abklärungsbedürftig. Auffällig ist Reduktion des Körpergewichts um mehr als 5% des Ausgangsgewichts innerhalb von 6 Mo. Gewichtsverlust geht häufig mit Appetitlosigkeit einher (jedoch auch normaler/gesteigerter Appetit möglich). Ursachen sind vielfältig; liegt die Ursache innerhalb des GI-Traktes, besteht nicht selten eine Malassimilation.

**Definitionen**

- **Malassimilation:** verminderte Nutzung der Nahrungsbestandteile wie Nährstoffe, Wasser, Elektrolyte, Vitamine infolge einer Maldigestion, Malabsorption od. Kombination aus beiden; Leitsymptome: chron. Diarrhoe (Steatorrhoe) und Gewichtsverlust
- **Maldigestion:** Störung der Verdauung im Magen- oder Darmlumen infolge einer verminderten bzw. fehlenden Aktivität pankreatischer oder Dünndarmmukosa-Enzyme oder infolge einer erniedrigten Gallensäurenkonzentration
- **Malabsorption:** Störung des Transports von Nahrungsmittelbestandteilen aus dem Darmlumen ins Blut- oder Lymphgefäßsystem, z.B. bei CED2222

## 8.1 Anamnese

- **Quantifizierung des Gewichtsverlustes:** wie viel in welchem Zeitraum, gewollt oder ungewollt, körperliche Aktivität
- **Ernährung:** Appetit, Abneigung gegenüber oder Ekel vor bestimmten Speisen, Nahrungsmittelunverträglichkeiten, Änderung der Ernährungsgewohnheiten, Fremdanamnese bezügl. Nahrungsaufnahme
- **Abfrage von Begleitsymptomen:** Leistungsknick, Abgeschlagenheit, subfebrile Temperaturen, Nachtschweiß, allgemeines Krankheitsgefühl, Neigung zu Infekten oder Wundheilungsstörungen, vermehrtes Durstgefühl, Geruchs- oder Geschmacksstörungen, Schluckbeschwerden, Schmerzen im Zusammenhang mit dem Essen
- **Vorerkrankungen:** v.a. Frage nach Leber- oder Nierenerkr., Pankreaserkr., Cholelithiasis, Diabetes mellitus, Operationen (Magen-, Darmresektion)
- **Stuhlanamnese:** Häufigkeit, Menge, Konsistenz, Farbe, Geruch, „schwimmt" der Stuhl in der Toilette? ⇒ typisch für Fettstuhl, unverdaute Nahrungsbestandteile, Schleim-/Blutbeimengung, Flatulenz
- **Medikamentenanamnese** (neue Medikamente?), Alkohol-, Nikotin-, Drogenkonsum
- **Sozialanamnese:** belastende Faktoren (z.B. Tod des Partners, Stress im Beruf), soziales Umfeld (wer kauft ein, wer bereitet Mahlzeiten zu?)

## 8.2 Körperliche Untersuchung

- **Körpergröße und Gewicht** (BMI), Hautfaltendicke (Trizepshautfalte)
- **Abdomen:** v.a. Narben, Organvergrößerung, Resistenzen, Meteorismus, Darmgeräusche

- **Klin. Hinweise auf Mangelerscheinungen:** z.B. Ödeme, Aszites, Hautveränderungen
- **Inspektion der Mundhöhle:** Glossitis, Zahnstatus, bei geriatr. Patienten ggf. Prothese zeigen lassen
- **Stuhlinspektion:** massige Fettstühle?
- Weitere Untersuchungen: LK-Status, rektale Untersuchung

**Beachte:** Bei Pat. mit Ödemen oder Aszites kann ein Gewichtsverlust durch zunehmende Wassereinlagerung verschleiert werden. Auch bei normalem BMI kann eine Untererernährung vorliegen.
Eine rasche Gewichtsabnahme von > 500 g/d ist meist durch Wasserverlust (z.B. Diuretikatherapie) bedingt.

| **Klinik der Malassimilation** | | |
|---|---|---|
| **Symptome** | **Laborbefunde** | **Fehlende Nährstoffe** |
| **Diarrhoe** | Stuhlgewicht ↑, Kalium i.S. ↓, patholog. Laktosetoleranz | Wasser, Elektrolyte |
| **Steatorrhoe** | Fett im Stuhl ↑, Serumcholesterin ↓ | Lipide, Gallensäuren |
| **Gewichtsverlust** | Fett im Stuhl ↑, Chymotrypsin oder Elastase im Stuhl ↓; Xylose-Test ↓ | Fett, Kohlenhydrate, Proteine |
| **Anämie** | Serumeisen ↓, Blutbild: hypochrome, mikrozytäre Anämie | Eisen |
| **Perniziöse Anämie, Glossitis** | BB: hypochrome, mikrozytäre Anämie; Schilling-Test pathol. | Vitamin $B_{12}$, Folsäure |
| **Akrodermatitis** | Zink i.S. ↓ | Zink |
| **Pellagra** | Nikotinsäure ↓ | B-Vitamin Niacin |
| **Nachtblindheit, Hyperkeratose** | Vitamin A ↓ | Vitamin A |
| **Gelenk- und Knochenschmerzen, pathol. Knochenfrakturen, Chvostek-Zeichen, Parästhesien, Muskelkrämpfe** | Osteoporose, Osteomalazie, Kalzium ↓, alkalische Phosphatase ↑ | Kalium, Magnesium, Kalzium, Vitamin D, Proteine; Aminosäuren |
| **Blutungszeichen, Ekchymosen, Petechien, Hämorrhagien** | PTT ↑ | Vitamin K, Vitamin C |
| **Ödeme, Aszites** | Gesamtprotein ↓, Albumin i.S. ↑ | Proteine |

## 8.3 Basisdiagnostik

- Ggf. **Ernährungsprotokoll** führen lassen
- **Labor:** BSG/CRP, BB, Diff-BB, BZ, Krea, $Na^+$, $K^+$, $Ca^{2+}$, $Mg^{2+}$, GOT, GPT, γ-GT, aP, Bili, Lipase, LDH, $Fe^{2+}$, Cholesterin, Gesamteiweiß, Albumin, Serumelektrophorese, Quick/INR, TSH basal, Urinstatus, Stuhlbluttest (z.B. Haemoccult®), Stuhl auf pathogene Keime und Parasiten, Elastase im Stuhl
- **Zusätzl. bei V.a. Malassimilation:** ggf. Bestimmung von Stuhlfett (pathol. > 7 g/d), D-Xylose-Test (pathol. bei Malabsorption im Jejunum) und Schilling-Test (Resorption von Vit. $B_{12}$, pathol. bei Malabsorption im Ileum), Vitaminstatus (v.a. Folsäure, Vit. A, D, $B_{12}$ ↓)
- Bildgebung: Sono-Abdomen, Schilddrüse, Rö-Thorax in zwei Ebenen

## 8.4 Differenzialdiagnosen

| **DD Gewichtsverlust** | | |
|---|---|---|
| **Ätiologie** | **Erkrankungen** | **Wegweisende Untersuchungen/Befunde** |
| **Verminderter (bis normaler) Appetit** | | |
| **Konsumierende Systemerkrankungen** | Tumorerkr. | Tumorsuche |
| | Tumortherapie (Radiatio, Chemotherapie) | Anamnese |
| | Chron. Infektionen (z.B. Tbc, HIV) | Urin-, Sputummikroskopie/-kulturen auf Tbc, HIV-Test, Quantiferon-Test, ansonsten Serologie nach Verdacht |
| | Kollagenosen, Vaskulitiden (teils auch mit GI-Beteiligung) | BSG/CRP ↑, Auto-AK (ANA, ANCA, RF), ggf. Biopsie |
| **GI-Erkrankungen** | Magenerkr. (Gastritis, gastroduodenale Ulkuskrankheit, Reizmagen) | Anamnese, ÖGD |
| | Darmerkr. (chron. entzündl. Darmerkr., Infektionen) | Anamnese, ÖGD, ggf. Koloskopie, Stuhlprobe bei V.a. Infektion |
| **Maldigestion (gestörte intraluminale Nährstoffverdauung)** | Exokrine Pankreasinsuffizienz (chron. Pankreatitis, Pankreaska., Pankreasresektion, Mukoviszidose) | Elastase + Chymotrypsin im Stuhl ↓, Sono, MRCP/ERCP, evtl. Sekretin-Pankreozymin-Test, Fettresorptionstest ($C^{13}$-Triglyzerid-Atemtest) |

| | | |
|---|---|---|
| **Maldigestion (gestörte intraluminale Nährstoffverdauung)** | Cholestase (cholestat. Lebererkr. wie PBC, Verschlussikterus) | Bili, aP, γGT, ggf. MRCP/ERCP, Auto-AK |
| | Gallensäurenverlust-Syndrom bei bakterieller Fehlbesiedelung (Divertikulose des Dünndarms, Fisteln, Strikturen, Blind-Loop-Syndrom, Afferent-Loop-Syndrom) o. nach Resektionen im GI-Trakt | SeHCAT-Test[1], Glukose-$H_2$-Atemtest bei bakterieller Fehlbesiedelung |
| | Zollinger-Ellison-Syndrom (Gastrinom) | Gastrin ↑, Sekretin-Test |
| **Malabsorption (verminderte Resorption)** | Dünndarmerkrankungen (M. Crohn, Kohlenhydratmalabsorption, Zöliakie, Amyloidose, M. Whipple) | Tiefe Duodenal-/Dünndarmbiopsie (Zottenatrophie), Transglutaminase-IgA-AK |
| | Postoperativ, z.B. Kurzdarmsyndrom (Magen-, ausgedehnte Dünndarmresektion, Gastroileostomie, jejunaler Bypass), Fisteln, Stenosen im GI-Trakt, Z.n. Radiatio | Anamnese, Dünndarmpassage/MR-Sellink, weitere Diagnostik s. Gallensäurenverlust-Syndrom |
| | Gestörte enterale Durchblutung (Rechtsherzinsuffizienz, Pericarditis constrictiva, Angina abdominalis) | Klinik, Rö-Thorax, Farbduplex/Angiografie/Angio-CT bei Angina abdominalis |
| | Lymphstau (intestinale Lymphome, LK-Metastasen, intestinale Lymphangiektasie) | Sono, ÖGD, Biopsie |
| **Psychogen** | Anorexia, Bulimie | Meist junge Frauen, minimale Nahrungsaufnahme u./od. heimliches Erbrechen, exzessiver Sport, Laxanzien- u. Diuretikaabusus |
| | Depression | Anamnese, Depressionsfragebogen (z.B. Selbstbeurteilungsfragebogen WHO 5 oder WHO 10) |

| | | |
|---|---|---|
| **Psychogen** | Demenz | (Fremd)-Anamnese, psychometrische Kurztests (z.B. Mini Mental State) |
| | Alkohol-/Drogenabusus | Anamnese |
| **Medikamentös** | Digitalis, Analgetika (Morphine), Diuretika, Immunsuppressiva, Zytostatika, Antibiotika, Antimykotika, Neuroleptika, Antidepressiva (Lithium), Hormonpräparate (Sexualhormone, L-Thyroxin), Sympathomimetika, Parasympathomimetika, Sympatholytika | Anamnese |
| **Metabolisch** | Diabetes mellitus | BZ, $HbA_{1c}$ ↑ |
| | Niereninsuffizienz, Urämie | Klinik, Krea ↑ |
| | Leberzirrhose | Transaminasen ↑, ChE, Albumin, Quick ↓, Hypergammaglobulinämie, Sono |
| **Endokrin** | M. Addison, auch sek. u. tert. NNR-Insuffizienz | Cortisol ↓, ACTH ↓–↑, $Na^+$ ↓–n, $K^+$ n–↑ (je nach Form) |
| | Primärer Hyperparathyreoidismus | Phosphat ↓, $Ca^{2+}$ i.S. ↑, aP ↑, Parathormon ↑ |
| **Oropharyngeale Erkrankungen** | Zahnerkr. | Anamnese, zahnärztliche Untersuchung |
| | HNO-Erkr. | Anamnese, HNO-ärztliche Untersuchung |
| | Dysphagie (Achalasie, neurogen) | s. S. 11 |
| **Normaler bis gesteigerter Appetit** | | |
| **Ungenügende Nahrungsaufnahme** | Hunger/Mangelernährung | Anamnese |
| **Erhöhter Nährstoffbedarf** | M. Cushing | Klinik, Dexamethason-Kurztest |
| | Phäochromozytom | Katecholamine im 24-h-Urin ↑ |
| | Hyperthyreose | Klinik, TSH basal ↓ |

| | | |
|---|---|---|
| **Erhöhte Verluste** | Darmparasiten (Wurmerkrankungen) | Stuhluntersuchung |
| | Darmfistel | Dünndarmpassage/MR-Sellink, weitere Diagnostik s. Gallensäurenverlust-Syndrom |
| | Verner-Morrison-Syndrom (VIPom) | VIP[2] i.S. ↑ |

*[1] SeHCAT-Test = Selen75-Homotaurocholsäuretest*
*[2] VIP = vasoaktives intestinales Peptid*

## 8.5 Therapie

Wenn möglich, Behandlung der Grunderkrankung; zusätzlich ggf. Ausgleich von Nährstoffdefiziten (v.a. in der Akutphase oder bei nicht ausreichenden kausalen Therapiemöglichkeiten)

### 8.5.1 Substitutionstherapie bei Malassimilation

- Bei schlechtem AZ anfangs hochkalorische parenterale Ernährung
- Ausgleich von Flüssigkeits- und Elektrolytdefiziten
- Parenterale Substitution von Vitaminen und Spurenelementen
- Bei Gallensäurenverlustsyndrom und gestörter Fettresorption: Fettrestriktion auf < 40 g/d, Verwendung von MCT-Fetten, symptomatische Gabe von Colestyramin bei mäßig ausgeprägter Diarrhoe

**Beachte:** Bei Überdosierung von Colestyramin oder starker chologener Diarrhoe mit bereits bestehender Steatorrhoe Verstärkung der Durchfälle!

- Bei exokriner Pankreasinsuffizienz: Enzymsubstitution (z.B. Kreon® 25.000 bzw. 40.000)

### 8.5.2 Therapie bei Kurzdarmsyndrom

- In der Akutphase parenterale Ernährung (Beginn mit 2.000 kcal/d, Steigerung auf 3.000–4.000 kcal/d), nach Möglichkeit erste enterale/orale Nährstoffbelastung nach 1Wo
- Bei Restdünndarm < 60–80 cm ggf. parenterale Dauerernährung erforderlich
- Bei Restdünndarm > 60–80 cm stufenweiser enteraler Kostaufbau, anfangs chemisch definierte Diätlösungen über Ernährungssonde, nach Möglichkeit vorsichtiger oraler Kostaufbau (kleine Mahlzeiten, fettreduziert, MCT-Fette), parenterale Vitaminsubstitution, Motilitäts- und Sekretionshemmer, bei chologener Diarrhoe Versuch mit Colestyramin

# 9 Meteorismus

Pathologisch vermehrter Gasgehalt im Magen-Darm-Trakt; Begriff ist jedoch unscharf definiert und unterscheidet nicht zwischen objektiven (z.B. Zunahme des Leibesumfangs oder sonograf. geblähten Darmschlingen) und subjektiven Symptomen. Dazu zählen z.B. Völlegefühl, das Gefühl des Aufgeblähtseins, ein gespanntes Abdomen, ggf. (krampfartige) Bauchschmerzen, Flatulenz oder vermehrtes Aufstoßen.

**Beachte:** Blähungen ohne weitere Symptome sowie Blähungen, die sich nach Stuhlgang oder dem Abgang von Winden bessern, bedürfen keiner diagn. Abklärung.

Meteorismus wird am häufigsten durch **funkt. Störungen** (z.B. Reizdarmsyndrom, Dyspepsie) ausgelöst, kann auch Begleitsymptom ernsthafter Erkrankungen sein.

## 9.1 Anamnese

- **Fragen zum Meteorismus:** akut oder chron.-rez., Dauer der Beschwerden, Lokalisation der Bauchschmerzen (häufig li. oder re. Kolonflexur)
- **Abfrage von Begleitsymptomen:** Gewichtsverlust, Diarrhoe/Fettstuhl oder Obstipation, Übelkeit u./od. Erbrechen
- **Vorerkrankungen:** gastrointestinale Erkr., Z.n. OP (⇒ Kurzdarmsyndrom, bakt. Fehlbesiedelung)
- **Ernährungsanamnese:** Beschwerden durch bestimmte Nahrungsmittel (Milch/Milchprodukte, Obst, zuckerfreie Süßigkeiten?), Essgewohnheiten
- **Medikamentenanamnese:** v.a. Einnahme von Laxanzien (Lactulose), Antibiotika, Acarbose, Orlistat, Diclofenac; Alkoholkonsum

## 9.2 Körperliche Untersuchung

- **Allgemeinzustand:** Ernährungszustand (Gewichtsverlust?), Hinweis auf Malassimilation (Ödeme, trophische Störungen an Haut und Nägeln, Blässe ⇒ Anämie)
- **Abdomen:** Inspektion (OP-Narben ⇒ Kurzdarmsyndrom?), Palpation (Druckschmerz, Resistenz), Perkussion, Auskultation, rektale Untersuchung

## 9.3 Basisdiagnostik

- **Labor:** BSG/CRP, BB, GOT, GPT, γGT, Bili, ggf. Transglutaminase-IgA-AK (Zöliakie?), Lipase, Elastase im Stuhl, Stuhlbluttest (z.B. Haemoccult®), ggf. Stuhlfettbestimmung, ggf. mikrobiologische Stuhluntersuchung je nach Verdacht
- **Bildgebende Untersuchung:** routinemäßig Abdomen-Sono, bei V.a. Ileus oder Perforation Abdomenübersicht im Stehen oder in Linksseitenlage

- **Ggf. Funktionsdiagnostik:** $H_2$-Atemtest nach oraler Gabe von 50 g Laktose bzw. 25 g Fruktose bzw. 75 g Glukose (bei V.a. bakterielle Fehlbesiedelung)
- **Ggf. Endoskopie:** Ileokoloskopie mit Stufenbiopsien (CED), Gastroduodenoskopie (Gastritis) mit Entnahme tiefer Biopsien (Zöliakie)

| **Definition des Reizdarmsyndroms (RDS)**[8] | |
|---|---|
| Ein RDS liegt vor, wenn alle drei Kriterien erfüllt sind. | |
| **1** | Es bestehen chron. (> 3 Mo. anhaltende) Beschwerden wie Bauchschmerzen/ Blähungen, die von Pat. u. Arzt auf den Darm bezogen werden u. i.d.R. mit Stuhlgangveränderungen einhergehen. |
| **2** | Die Beschwerden sind so ausgeprägt, dass der Pat. deswegen Hilfe sucht u./od. sich Sorgen macht, und so stark, dass die Lebensqualität dadurch relevant beeinträchtigt wird. |
| **3** | Es liegen keine für andere Krankheitsbilder charakteristischen Veränderungen vor, die wahrscheinlich für die vorhandenen Symptome ursächlich sind. |

**Diagnostischer Algorithmus bei V.a. RDS**[8]

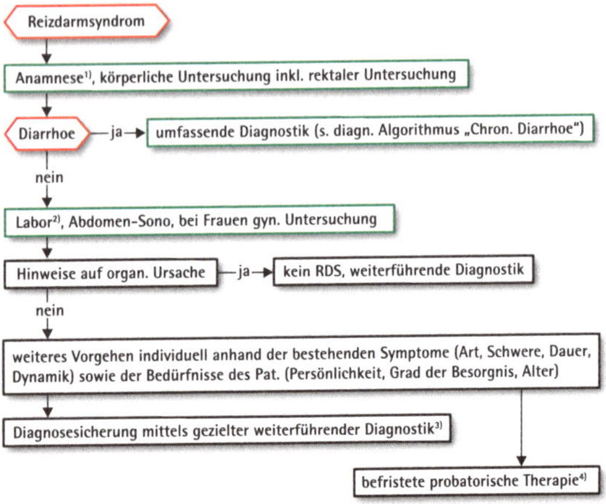


1) empfehlenswert: Symptomtagebuch führen; 2) Basis-Labor: BB, BSG/CRP, Urinstatus; ggf. je nach Symptomatik zusätzl.: Elyte, Nierenretentionswerte, Leber- und Pankreasenzyme, TSH, BZ/HbA1c, mikrobiol. Stuhluntersuchung, Transglutaminase-IgA-AK, Calprotektin A/Laktoferrin im Stuhl; 3) bei Erwachsenen Ileokoloskopie zum Ausschluss; 4) Diagnose RDS dann noch nicht stellen, Beschwerden sind als unabgeklärte Abdominalbeschwerden zu betrachten

## 9.4 Differenzialdiagnosen

| DD Meteorismus | | |
|---|---|---|
| **Verdachtsdiagnose** | **Leitsymptome/Anamnese** | **Wegweisende Untersuchungen/Befunde** |
| Blähungen plus (Neigung zu) Diarrhoe | | |
| **Akute Gastroenteritis** | Bauchschmerzen, Blähungen, Durchfälle, Übelkeit, Erbrechen, ggf. Fieber, evtl. weitere Personen erkrankt | Klinik, ggf. Stuhluntersuchung |
| **Reizdarm** | Krampfartige Bauchschmerzen, Meteorismus, Völlegefühl, Stuhlunregelmäßigkeiten (Diarrhoe oder Obstipation, teilweise im Wechsel), Besserung nach Defäkation, keine Gewichtsabnahme, jahrelanger Verlauf | Ausschlussdiagnose!, Abdomen-Sono, Koloskopie, $H_2$-Atemtest z.A. Kohlenhydratmalabsorption |
| **Exokrine Pankreasinsuffizienz, chron. Pankreatitis** | Häufig Alkoholabusus, rez. Schmerzen im Oberbauch, Appetitlosigkeit, Gewichtsverlust, Fettstühle, Meteorismus | Lipase im Serum ↑, Chymotrypsin u. Elastase im Stuhl ↓, Abdomen-Sono, ggf. Sekretin-Test |
| **Chron.-entzündl. Darmerkrankungen** | Durchfälle (evtl. blutig-schleimig), Übelkeit, Gewichtsverlust, im Schub evtl. Fieber, schmerzhafter Stuhldrang, Meteorismus, Stuhlinkontinenz, evtl. Fisteln | Koloskopie, Histologie |
| **Zöliakie** | Pos. Familienanamnese; massige, übelriechende Durchfälle, Tenesmen, Meteorismus, Bauchschmerzen nach Verzehr glutenhaltiger Getreidesorten, Müdigkeit, Knochenschmerzen, Anämie | IgA-Bestimmung, Nachweis von Transglutaminase-IgA-AK, Endomysium-IgA-AK, ÖGD mit tiefer Dünndarmbiopsie |
| **Kohlenhydratmalabsorption (z.B. von Laktose, Fruktose)** | Jüngere Pat., ggf. anamn. Hinweise auf Unverträglichkeit von Milch/Obst, im Vordergrund stehen Bauchschmerzen/-krämpfe und Blähungen, eher breiiger Stuhl (auch Obstipation möglich!) | $H_2$-Atemtest nach oraler Gabe von Laktose bzw. Fruktose |
| **Kurzdarmsyndrom** | Typ. Anamnese (Z.n. ausgedehnter Dünndarmresektion), massive Diarrhoe, Steatorrhoe, Gewichtsverlust, Exsikkose, Mangelerscheinungen, häufig Laktoseintoleranz | Anamnese (ggf. OP-Bericht anfordern!), evtl. Dünndarm-Kontrastuntersuchung, ggf. Glukose-$H_2$-Atemtest |

| | | |
|---|---|---|
| **Bakterielle Fehlbesiedelung** | Typ. Anamnese (Z.n. Darm-OP mit blinder/ausgeschalteter Schlinge, Divertikel, Dünndarmstenose bei M. Crohn), Durchfälle, Steatorrhoe, Blähungen, abdom. Beschwerden, Gewichtsverlust, Leistungsknick, häufig Laktoseintoleranz | Glukose-$H_2$-Atemtest |
| **Nahrungsmittelallergie und -intoleranz (z.B. Histaminintoleranz)** | Anamnestisch Unverträglichkeit bestimmter Speisen/Getränke, ggf. Atopieanamnese, anfallsweise (kolikartige) Bauchschmerzen, Blähungen, evtl. Durchfall (seltener Obstipation), ggf. Mitreaktion anderer Organsysteme (z.B. Urtikaria, Asthma bis hin zum anaphylakt. Schock) | Anamnese, Ges-IgE, spez. IgE-AK, Methylhistamin im Urin, Endoskopie mit Biopsie (bei lymphfollikulärer Hyperplasie gezielt!), Eliminationsdiät (Abnahme der Methylhistamin-Ausscheidung?) |
| **Blähungen plus Obstipation** | | |
| **Reizdarm** | siehe oben | |
| **(Sub)Ileus** | siehe unten | |
| **Chron. intestinale Pseudoobstruktion** | Schubweiser Verlauf, Übelkeit, Erbrechen, Meteorismus, Völlegefühl, Obstipation, Miktionsstörungen | Dünndarmmanometrie |
| **Akuter (ausgeprägter) Meteorismus mit abdominellen Schmerzen** | | |
| **Ileus** | Allmählicher oder akuter Beginn, fehlender Abgang von Stuhl und Winden, anhaltende oder kolikartige Schmerzen, mäßiger bis starker Meteorismus („Trommelbauch"), verstärkte oder fehlende Darmgeräusche („Totenstille"), ggf. stark beeinträchtigter AZ | Abdomenübersicht im Stehen bzw. in Linksseitenlage |
| **Toxisches Megakolon** | Anamnestisch ggf. CED, Bild des akuten Ileus (s.o.) | Abdomen-Übersicht im Stehen bzw. in Linksseitenlage |
| **Angina abdominalis (Darmischämie)** | Anfallsweise postprandiale Schmerzen, Meteorismus, evtl. Gewichtsabnahme | Duplex, Angio-CT |
| **Perforation/ Peritonitis** | Bild des akuten Abdomens, zusätzlich häufig Zeichen eines paralytischen Ileus | s.S. 20 |

| | | |
|---|---|---|
| **Akute Pankreatitis** | Bei Stein oft Beginn mit Kolik, dann Dauerschmerz im Oberbauch, gürtelförmig in den Rücken ausstrahlend, Meteorismus („Gummibauch"), Übelkeit, Erbrechen, Aszites, Fieber, zusätzlich häufig Zeichen eines paralyt. Ileus | Labor (Lipase, $\gamma$GT, aP, LAP $\uparrow$), ERCP |
| **Blähungen mit Übelkeit und/oder Oberbauchbeschwerden** | | |
| **Gastritis** | Schmerzen im Oberbauch, Übelkeit, Appetitlosigkeit, Druck-/Völlegefühl, Blähungen, evtl. Gewichtsverlust | ÖGD, Ansprechen auf PPI |
| **Funktionelle Dyspepsie (Reizmagen)** | Langjährige Anamnese, wechselnde Oberbauchbeschwerden, saures Aufstoßen, Druck-/Völlegefühl, Blähungen, Appetitlosigkeit | ÖGD, Abdomen-Sono (Ausschlussdiagnose!) |
| **Portale Hypertonie (z.B. infolge Leberzirrhose oder Herzinsuffizienz)** | Unspezifische Oberbauchbeschwerden, Meteorismus als Vorstadium eines Aszites („erst Wind, dann Regen") | Klinik der Grunderkrankung, Abdomen-Sono |
| **Magenentleerungsstörung** | Völlegefühl, Übelkeit, Erbrechen, Meteorismus, evtl. Sodbrennen | $^{13}$C-Oktansäure-Atemtest |
| **Blähungen ohne weitere ernsthafte Symptome** | | |
| **Ernährungsbedingter Meteorismus** | Blähende Speisen (Kohl, Hülsenfrüchte, Zwiebeln, Vollkorngetreide/Frischkornbrei); Rohkost, Zuckeraustauschstoffe (z.B. Sorbit, Xylit), kohlensäurehaltige Getränke | Anamnese |
| **Reizdarm** | siehe oben | |
| **Aerophagie (z.B. stressbedingt)**<br>**Erhöhte Sensibilität bei normalem Gasgehalt des Darms** | Blähungen, Völlegefühl, (krampfartige) Bauchschmerzen ohne weitere Beschwerden, keine Gewichtsabnahme, langjähriger Verlauf | Ausschlussdiagnose |

# 10 Obstipation[9]

Stuhlfrequenz von ≤ 3 Stühlen pro Wo. in Verbindung mit zu hartem Stuhl und Schwierigkeiten bei der Defäkation; etwa 20–30 % aller Menschen > 60 J sind obstipiert.

| **Definition der funktionellen Obstipation nach Rom-III-Kriterien (2006)[10]** | |
|---|---|
| Innerhalb der letzten 6 Mo. müssen in 3 Mo. ≥ 2 der folgenden Kriterien vorgelegen haben: | |
| **1** | Heftiges Pressen zur Stuhlentleerung* |
| **2** | Lumpiger oder harter Stuhl* |
| **3** | Gefühl der unvollständigen Entleerung* |
| **4** | Gefühl der analen Blockierung* |
| **5** | Manuelle Unterstützung der Stuhlentleerungen* |
| **6** | < 3 Stuhlentleerungen pro Wo. |
| **7** | Weicher, ungeformter Stuhlgang nur unter Laxanzieneinnahme |
| ** Bei ≥ 25 % der Defäkationen* | |
| *Die Punkte 3, 4 und 5 weisen auf eine Defäkationsstörung hin. Liegen gleichzeitig Symptome eines Reizdarmsyndroms mit Obstipationskomponente vor, ist der Pat. in dieser Gruppe einzuordnen.* | |

**Häufigste Ursachen einer Obstipation**

- **Chron. (habituelle) Obstipation** (Ausschlussdiagnose!): jahrelang bestehende idiopathische/funktionelle Obstipation, z.B. bei Reizdarmsyndrom, idiopathisch verlangsamter Kolonmotilität oder gestörtem Defäkationsablauf (Anismus), begünstigt durch faserarme Kost, geringe Flüssigkeitsaufnahme und mangelnde Bewegung
- **Passagere (situative) Obstipation:** z.B. bei anderen Erkr. (Gallen-/Nierenkolik, Pankreatitis), bei Schwangerschaft (Progesteron wirkt relaxierend auf Hohlorgane), durch andere äußere Einflüsse (Orts- u/od. Kostwechsel z.B. auf Reisen, Bettlägrigkeit)
- **Analerkrankungen**
- **Medikamentennebenwirkung:** z.B. bei Opiaten, Anticholinergika, trizyklischen Antidepressiva, Kalziumantagonisten, aluminiumhaltigen Medikamenten (z.B. Antazida), Kalzium- und Eisenpräparaten, Diuretika, Antiepileptika, Antipsychotika, Muskelrelaxanzien, Parkinson-Medikamenten, jahrelangem Laxanzienabusus
- **Kolorektaler Tumor**

## 10.1 Anamnese

- **Fragen zur Obstipation:** seit wann bzw. ggf. – bei habitueller Obstipation – Veränderung der Stuhlgewohnheiten, Stuhlfrequenz ohne Einnahme von Laxanzien (ggf. Stuhlprotokoll führen lassen, Bristol-Stuhlformen, s.Kap. 7.3), Aussehen und Beschaffenheit

des Stuhls (Bleistiftstuhl, Wechsel zw. Obstipation und flüssigem Stuhl ⇒ V.a. kolorektales Karzinom bzw. Stenose anderer Ursache), Blut im/auf dem Stuhl, Schmerzen beim Stuhlgang, Gefühl der unvollständigen Entleerung, Pressen beim Stuhlgang
- **Fragen zum Lebensstil:** Ernährungsgewohnheiten (ballaststoffarm?), Trinkmenge pro Tag, Bewegung, Stress, Unterdrückung des Stuhldrangs?
- **Abfrage von Begleitsymptomen:** Blähungen, Bauchschmerzen, Gewichtsentwicklung; **bei akuter Obstipation auch:** Übelkeit, Erbrechen, Abgang von Winden (mechanischer Ileus?)
- **Vorerkrankungen:** z.B. abdominale Operationen, Diabetes (⇒ autonome Neuropathie)
- **Medikamentenanamnese:** v.a. obstipierende Arzneien (s.o.), Laxanzien, Alkohol-, Nikotin-, Drogenkonsum (wie viel, seit wann?), Nikotinkarenz seit Kurzem?

## 10.2 Körperliche Untersuchung

- **Abdomen:** Inspektion (Narben), Palpation (Druckschmerz, Resistenzen), Perkussion (Meteorismus?), Auskultation (spärliche Darmgeräusche, bei Ileus metallisch klingende, spritzende Darmgeräusche)
- **Analinspektion und rektale Untersuchung:** Inspektion der Perianalregion (auch pressen lassen, Überprüfung des Analreflexes – perianale Berührung führt zu Kontraktion des M. sphincter ani), digitale Austastung (Schmerzen Koprostase, Tumor?), pressen lassen sowie Prüfung der willkürlichen Sphinkterfunktion

## 10.3 Basisdiagnostik

**Beachte:** Jede Obstipation, die akut aufgetreten ist oder mit Alarmsymptomen wie Blut im Stuhl, Ileussymptomen oder Gewichtsverlust einhergeht, muss rasch abgeklärt werden!

- **Labor:** BSG, BB, BZ, Krea, $K^+$, $Na^+$, $Ca^{++}$, TSH-basal, Urinstatus, Haemoccult®-Test (ggf. mehrmals)
- **Bildgebung:** Abdomen-Sono, ggf. Kolonkontrasteinlauf, bei V.a. Ileus Abdomenübersicht im Stehen oder in Linksseitenlage
- **Endoskopie:** Proktoskopie, bei entsprechendem Verdacht Koloskopie
- **Spezialdiagnostik: Hinton-Test** (Pat. schluckt 6 d lang Kps. mit einer festgelegten Anzahl röntgendichter Marker, an d 7 Abdomenübersicht ⇒ Anzahl der noch vorhandenen Marker x 2,4 ergibt die Transitzeit in h (normal < 72 h). Außerdem erlaubt das Verteilungsmuster die Unterscheidung zw. Slow-Transit-Obstipation (hohe Anzahl von Markern im ges. Kolon) und Outlet-Obstipation (hohe Anzahl von Markern im Rektum), bei **V.a. rektale Entleerungsstörung** (Outlet-Obstipation): funktionelle Proktoskopie, Analsphinktermanometrie, Defäkografie, ggf. Ballon-Expulsionstest (Fähigkeit zur Austreibung eines mit 50 ml gefüllten Ballons), Beckenboden-EMG

## 10.4 Differenzialdiagnosen

| DD Obstipation | | |
|---|---|---|
| **Verdachtsdiagnose** | **Leitsymptome/Anamnese** | **Wegweisende Untersuchungen/Befunde** |
| Obstruktion/mechanisches Passagehindernis | | |
| **Kolon-/Rektumkarzinom** | Blut im/auf dem Stuhl, häufig Wechsel zw. Durchfall u. Obstipation, ggf. Gewichtsverlust | Koloskopie, Symptome des "falschen Freundes" (ungewollter Stuhlabgang mit Winden) |
| **Große Polypen** | Meist keine weiteren Symptome, evtl. Blut im/auf dem Stuhl | Koloskopie |
| **Divertikulitis** | Meist höheres Lebensalter, „Links-Appendizitis", Stuhlunregelmäßigkeiten, evtl. Fieber | Kontrasteinlauf |
| **Uterus-/Ovarialtumor** | Oft unspezifisch, ggf. vaginale Blutung, Aszites | Abdomen-Sono |
| **Briden, Adhäsionen nach OP oder Radiatio** | Evtl. kolikartige Bauchschmerzen, Meteorismus | Anamnese, Kontrasteinlauf |
| **Hernien** | Bruchpforte mit Vorwölbung beim Pressen, Husten oder Niesen | Klinik |
| **Kollagenosen (z.B. Sklerodermie)** | Je nach zugrunde liegender Kollagenose, i.d.R. Hautsymptome | Klinik (andere Symptome der Kollagenose), antinukleärer AK, Kolon-KE |
| Kologene Obstipation durch Motilitätsstörung (Slow-Transit-Obstipation) | | |
| **Störungen des enterischen Nervensystems, z.B. M. Hirschsprung, intestinale Myopathie** | Chron. Obstipation, evtl. abdominale Schmerzen, Meteorismus | Magen-Darm-Passage, Koloskopie, ggf. Kolonkontrasteinlauf, Hinton-Test |
| **Chron. intestinale Pseudoobstruktion** | | |
| **Idiopathisches Megakolon/Megarektum** | | |
| **Idiopathische Inertia coli** | | |
| **Reizdarmsyndrom** | Krampfartige Bauchschmerzen, Meteorismus, Stuhlunregelmäßigkeiten, Besserung nach Defäkation | Ausschlussdiagnose!, Abdomen-Sono, Koloskopie |
| Anorektale Störung (Outlet-Obstipation, Defäkationsstörung) | | |
| **Perianaler Abszess** | Akute Obstipation mit schmerzhaftem Stuhlgang, häufig vorbestehende chron. Obstipation | Inspektion, rektale Untersuchung, ggf. Proktoskopie |
| **Hämorrhoidalthrombose** | | |
| **Analfissur** | Stech. Schmerz beim Stuhlgang/anhaltendes Brennen danach, Pressen erford. (Schließmuskelspasmus), evtl. leichte Blutung | |

| | | |
|---|---|---|
| **Rektumprolaps**<br>**Rektozele (meist F)**<br>**Rektuminvagination**<br>**Inertia recti**<br>**Anismus**<br>**Descending Perineum**<br>**Beckenboden-fehlkoordination**<br>**Internushypertrophie oder mangelhafte Relaxation** | Gefühl der unvollständigen Entleerung nach Abgang von Stuhl, häufige Entleerung kleiner Stuhlmengen, Pressen beim Stuhlgang ohne Stuhlentleerung, lange Toilettenzeit, manuelle Unterstützung der Stuhlentleerung von vaginal, digitale Ausräumung des Rektums, evtl. gleichzeitige Stuhlinkontinenz | Funktionelle Proktoskopie, Analsphinktermanometrie, Defäkografie, ggf. Ballon-Expulsionstest, Beckenboden-EMG |
| Endokrine/metabolische Ursachen | | |
| **Diabetes mellitus** | s.u.; autonome Neuropathie | |
| **Niereninsuffizienz** | Obstipation infolge Flüssigkeitsrestrik. | Anamnese |
| **Amyloidose** | Chron.-entzündl. Grunderkrankung (z.B. CED, rheum. Erkr.), evtl. auch Durchfälle, Völlegefühl, Müdigkeit, Gewichtsverlust | Rektumbiopsie (Amyloidablagerungen) |
| **Hypothyreose** | Müdigkeit, Schwäche, Verlangsamung, Frieren, Gewichtszunahme, Bradykardie, Hypotonie | TSH-basal |
| **Hyperparathyreoidismus** | Appetitlosigkeit, Polydipsie/-urie, Knochenschmerzen, Nieren-/Gallensteine, („Stein-, Bein-, Magenpein") | $Ca^{2+}$ im Serum ↑ |
| **Hyperkalzämie** | Evtl. asymptomatisch, ggf. Polydipsie/-urie, Übelkeit/Erbrechen, Adynamie, Somnolenz, Muskelschwäche, Herzrhythmusstörungen | $Ca^{2+}$ im Serum ↑ |
| **Hypokaliämie** | z.B. bei chron. Laxanzienabusus, Adynamie, Einnahme von Schleifendiuretika, Hyporeflexie, Herzrhythmusstörungen | $K^+$ im Serum ↓ |
| **Dehydratation** | Trockene Schleimhäute, geringe Urinproduktion, Antriebslosigkeit, Verwirrtheit, Schwindel, Tachykardie, Hypotonie | Anamnese (Durchfall/Erbrechen, geringe Trinkmenge, starkes Schwitzen, Hitze, Diuretika), Klinik, Hämatokrit |
| Extraintestinale neurogene Ursachen | | |
| **Autonome Neuropathie** | häufig bei Diabetes, evtl. auch Gastroparese, orthostatische Hypotonie, Impotenz, vermindertes Schwitzen | Neurologische Untersuchung (vermindertes Vibrationsempfinden), BZ-Tagesprofil, $HbA_{1C}$ |

| | | |
|---|---|---|
| **M. Parkinson** | Obstipation häufig schon bevor typische Parkinsonsymptome bestehen, Parkinson-Frühsymptome: Muskelschmerzen, Leistungsabfall, Antriebsminderung, Schlafstörungen, Hyposmie | Klinik, ggf. Neurokonsil, wenn Erkrankung nicht bereits bekannt |
| **Multiple Sklerose** | Variable Klinik, Sehstörungen, Parästhesien, Paresen, Spastik | |
| **Apoplex** | Hemiplegie, ggf. Sprech-Schluck-Störungen, Fazialisparese | |
| **Querschnittlähmung** | Paraplegie | Klinik |
| Psychogene Ursachen | | |
| **Depression** | Antriebslosigkeit, Niedergeschlagenheit, Schlafstörung, häufig auch Schmerzen | Anamnese, Klinik, ggf. Psychiatriekonsil |
| **Psychosen** | Variable Klinik, z.B. Halluzinationen, Wahnideen | |
| **Anorexia nervosa** | Starker Gewichtsverlust, geringe Nahrungsmenge, provoziertes Erbrechen | |
| Medikamentös-toxisch | | |
| **Arzneimittelnebenwirkung** | z.B. Analgetika, Antazida, Anticholinergika, Antihypertensiva, Diuretika, Parasympatholytika | Anamnese, Auslasstest |
| **Intoxikation** | z.B. Blei (Anämie, Darmkoliken) | Toxikologie |

## 10.5 Therapie

- **Behandlung der Grunderkrankung,** sofern möglich, ggf. auch operatives Vorgehen (z.B. Tumorresektion, Sphinkteropexie, Rektopexie)
- **Allgemeinmaßnahmen:** Erhöhung der Ballaststoffzufuhr (Ernährungsumstellung, Weizenkleie, Leinsamen, Flohsamen – z.B. Mucofalk®), ausreichende Flüssigkeitszufuhr, körperliche Aktivität, regelmäßiger Toilettengang
- **Geeignete Laxanzien:** osmotische Abführmittel wie Lactulose oder Macrogol (z.B. Movicol®), wenn erforderlich Stimulanzien wie Bisacodyl (z.B. Dulcolax®) oder Natriumpicosulfat (z.B. Laxoberal®), bei Defäkationsstörungen rektale Entleerungshilfen wie Klistiere (z.B. Microklist®) oder Zäpfchen (z.B. Lecicarbon®)
- Bei Anismus Biofeedback-Training

# 11 Ileus

Störung der Darmpassage durch Darmverschluss oder Darmlähmung

- **Mechanischer Ileus:** Leitsymptome kolikartige Schmerzen, Überwindungsperistaltik, klingende Darmgeräusche
  - **Obturationsileus:** Verlegung des Darmlumens
  - **Strangulationsileus:** Verlegung des Darmlumens und Störung der Darmdurchblutung durch Strangulation der Mesenterialgefäße
- **Paralytischer** (funktioneller) **Ileus:** Lähmung der Darmmuskulatur

## 11.1 Anamnese

- **Zeitlicher Ablauf und Begleitsymptome:** Beginn plötzlich oder allmählich? Schmerzlokalisation? Wann letzter Stuhlgang? Evtl. paradoxe Diarrhoe (Stuhlverflüssigung durch bakterielle Vergärung des Stuhls bei Stase im distalen Kolon)? Windverhalt – seit wann? Erbrechen – wie oft? Was (Speisereste, fäkulent = Miserere)? Zunahme des Bauchumfangs?
- **Vorerkrankungen:** frühere Operationen, Karziom
- **Medikamentenanamnese:** mögliche Auslöser sind z.B. Opiate, Vincristin, Phenothiazine, Clonidin, trizyklische Antidepressiva

## 11.2 Körperliche Untersuchung

Vorgehen wie bei akutem Abdomen, dabei besonders achten auf:
- **Allgemeinzustand:** Exsikkose (trockene Schleimhäute, stehende Hautfalten), Anzeichen für Kreislaufschock
- **Abdomen:** Inspektion (Narben, evtl. sichtbare Hyperperistaltik), Palpation (Druckschmerz, Abwehrspannung, Resistenzen, Bruchpforten), Perkussion (Meteorismus)
- **Auskultation:** Immer alle vier Quadranten abhorchen! Metallisch klingende, spritzende Darmgeräusche bei mechanischem Ileus, fehlende Darmgeräusche bei paralytischem oder Strangulationsileus (spätes Stadium)
- **Rektale Untersuchung:** Koprostase, Tumor?

## 11.3 Basisdiagnostik

- **Labor:** BSG, BB, γGT, GOT, GPT, Quick/INR, PTT, Krea, CK, Lipase, Laktat, LDH, BZ, Elektrolyte, Blutgasanalyse, Urinstatus

- **Bildgebung:** Abdomen-Sono, Rö-Abdomenübersicht im Stehen oder in Linksseitenlage (Spiegelbildung, stehende Darmschlingen) zur Lokalisationsdiagnostik und Differenzierung zw. Dünn- und Dickdarmileus, Abdomen-CT

## 11.4 Klinik und Differenzialdiagnosen

| **Leitsymptome und Ursachen der verschiedenen Ileusformen** | | |
|---|---|---|
| Bei allen Ileusformen sind (meist kolikartige) Schmerzen, Wind- und Stuhlverhalt zu beobachten, weshalb diese in der Tab. nicht gesondert erwähnt werden. | | |
| **Ileusform** | **Leitsymptome** | **Häufige Ursachen** |
| **Formen des funktionellen Ileus** | | |
| **Paralytischer Ileus** | Fehlende Darmgeräusche („Totenstille"), starker Meteorismus („Trommelbauch"), anhaltende (nicht kolikartige) Schmerzen, stark beeinträchtigter AZ | • Pankreatitis<br>• Peritonitis<br>• Reflektorisch (intra- od. retroperitoneale Erkr.)<br>• Postoperativ (v.a. nach Abdominal-OP)<br>• Medikamenten-NW<br>• Metabolisch (Elektrolytstörung, Coma diabeticum) |
| **Vaskulärer Ileus** | Akuter, schmerzhafter Beginn mit kurzer Phase der Hyperperistaltik, dann „Totenstille", stark beeinträchtigter AZ | Ischämie infolge Thrombose od. Embolie der Mesenterialgefäße (Vorhofflimmern) |
| **Formen des mechanischen Ileus** | | |
| **Subileus** | Chron. Abdominalbeschwerden, bekannte Tumorerkrankung u./od. vorangegangene Abdominal-OP, Nachweis von Dünndarmstenosen | • Adhäsionen/Verwachsungsbauch<br>• Peritonealkarzinose<br>• Rezidivtumor<br>• Chron. Obstipation |
| **Obturationsileus** | Allmählicher Beginn, kolikartige Schmerzen, mäßiger Meteorismus, verstärkte Darmgeräusche, mäßig beeinträchtigter AZ | Darmverschluss von außen: Hernien, Briden, Tumore<br>Darmverschluss von innen: Kotballen, Steine, Fremdkörper |
| **Strangulationsileus** | Akuter Beginn, heftige Dauerschmerzen, lokaler Meteorismus, anfangs verstärkte Darmgeräusche, später fehlend, stark beeinträchtigter AZ | • Hernien<br>• Briden<br>• Volvulus, Invagination (v.a. im Kindesalter auftretend) |
| **Hoher Dünndarmileus** | Massives Erbrechen, kaum Meteorismus, Fehlen von Spiegeln in Abdomenübersicht | • Tumor<br>• Adhäsionen<br>• Innere Hernie (Treitz) |

| | | |
|---|---|---|
| **(Tiefer) Dünndarmileus** | Ausgeprägte kolikartige Schmerzen, hochgestellte (metallisch klingende) Darmgeräusche, ausgeprägter Meteorismus, Nachweis von Dünndarmspiegeln in Abdomenübersicht | • Adhäsionen/Briden<br>• Tumor<br>• Hernien<br>• Entzündliche Stenosen (z.B. bei chron.-entzündl. Darmerkrankungen) |
| **Kompensierter Dickdarmileus** | Oft schleichender Beginn, erst spät Erbrechen, ausgeprägter Meteorismus, gesteigerte Peristaltik, Nachweis von Spiegeln im Kolon, keine Spiegel im Dünndarm (Bauhin-sche Klappe intakt) | • Tumor<br>• Adhäsionen<br>• Entzündliche Stenosen (z.B. bei chron.-entzündl. Darmerkrankungen) |
| **Dekompensierter Dickdarmileus** | Klinik wie kompensierter Dickdarmileus, Nachweis von Spiegeln im Kolon und im Dünndarm (Bauhin-sche Klappe insuffizient) | |

Differenzialdiagnostisch muss auch an eine **intestinale Pseudoobstruktion** (Ogilvie-Syndrom) gedacht werden, die sich unter dem Bild eines Ileus äußert. Es handelt sich um ein eher seltenes, aber schwerwiegendes Krankheitsbild mit einer Mortalität von ca. 15%. Betroffen sind v.a. alte u./od. bettlägerige Pat. oder Pat. mit Z.n. OP oder mit schwerer Grunderkrankung. Bei massiv geblähtem, atonem Darm besteht erhebliche Perforationsgefahr (v.a. bei Zökum-Durchmesser > 12 cm in der Abdomenübersicht oder Dauer > 6 d). Therapie: Neostigmin, Versuch einer Dekompressionskoloskopie, ggf. OP.

## 11.5 Therapie

- **Erstmaßnahmen:** i.v.-Zugang für Volumen-, Elektrolyt-, Glukosesubstitution, Nahrungskarenz, Magensonde, kontinuierliche bzw. engmaschige Überwachung, ggf. chirurgisches Konsil
- **Mechanischer und vaskulärer Ileus:** chirurgische Therapie
- **Paralytischer Ileus:** Schwenkeinläufe, medikamentöse Anregung der Peristaltik (Ceruletid oder Neostigmin + Dexpanthenol)

# 12 Ikterus

Sichtbare Gelbfärbung von Haut und Schleimhäuten durch Bilirubinablagerungen; an den Skleren erkennbar bei Gesamtbilirubin > 2 mg/dl.
Unkonjugiertes Bilirubin ist zu 85% ein Abbauprodukt des Hämoglobins. Konjugation von Bilirubin mit Glukuronsäure in den Hepatozyten durch UDP-Glukuronyltransferase zur wasserlöslichen Form. Ausscheidung über die Gallenwege in den Darm, dort Umwandlung durch Bakterien zu Urobilinogen. Dieses wird zu 80% über den Stuhl ausgeschieden, 20% gelangen zurück in den enterohepatischen Kreislauf, ca. 1% wird über die Nieren ausgeschieden. Bei vermehrtem Anfall von Urobilinogen erhöhte Ausscheidung im Urin.

- **Gesamtbilirubin:** umfasst das direkte = konjugierte (wasserlösliche) und das indirekte = unkonjugierte (wasserunlösliche) Bilirubin
- **Direkte Hyperbilirubinämie:** Erhöhung des direkten/konjugierten Bilirubins
- **Indirekte Hyperbilirubinämie:** Erhöhung des indirekten/unkonjugierten Bilirubins

## 12.1 Einteilung

- **Prähepatischer Ikterus** (hämolytischer Ikterus): erhöhter Anfall von Bilirubin, der die Metabolisierungskapazität der Leber übersteigt; meist durch Hämolyse bedingt; i.d.R. > 80% unkonjugiertes (indirektes) Bilirubin
- **Intrahepatischer Ikterus** (hepatischer oder Parenchymikterus): eingeschränkte Metabolisierungkapazität der Leber (z.B. bei Leberparenchymerkrankungen) oder gestörte Bilirubinausscheidung von der Zelle in die intrahepatischen Gallengänge (intrahepatische Cholestase); v.a. konjugiertes (direktes) Bilirubin ↑
- **Posthepatischer Ikterus** (cholestatischer oder Verschlussikterus): Obstruktion der extrahepatischen Gallenwege durch Verlegung (Stein) oder Kompression von außen (Tumor); bei komplettem Verschluss Ikterus obligat

**Charakteristika der verschiedenen Ikterusformen**

| | **Prähepatischer Ikterus (Hämolyse)** | **Hepatischer Ikterus (Leberzellschaden)** | **Posthepatischer Ikterus (Cholestase)** |
|---|---|---|---|
| **Bilirubin i.S.** | Indirektes Bili ↑↑ | Direktes (+ indirektes) Bili ↑ | direktes Bili ↑↑ |
| **Weitere Laborbefunde** | Haptoglobin ↓, LDH ↑, freies Hb i.S., Retikulozyten ↑ | GPT ↑↑, GOT, LDH, γGT, aP ↑ | γGT, aP, LAP ↑↑, GPT, GOT ↑ |
| **Urin** | Normal gefärbt Urobilinogen ↑↑ | Normal bis dunkler Bili + Urobilinogen ↑ | Dunkel („bierbraun") Bili ↑↑ |

| | | | |
|---|---|---|---|
| **Stuhl** | Normal gefärbt | Normal gefärbt bis hell | Hell („Kalkstuhl") |
| **Juckreiz** | Nein | Möglich | Ja |

## 12.2 Anamnese

- **Fragen zum Ikterus:** Entwicklung akut oder schleichend? Farbveränderungen von Urin oder Stuhl? Juckreiz?
- **Vorerkrankungen:** v.a. Lebererkr. in der Vorgeschichte u./od. in der Familie, bekannte Tumorerkr., Transfusionen; besteht eine Schwangerschaft?
- **Abfrage von Begleitsymptomen:** Schmerzen (kolikartig, ausstrahlend?), Müdigkeit, unspezifische Oberbauchbeschwerden, Fieber, Gewichtsabnahme
- **Medikamentenanamnese:** Medikamente (insbesondere neue), Pille, frei verkäufliche Phytotherapeutika?
- **Risikofaktoren:** Alkohol-, Drogenkonsum (wie viel, seit wann?), wechselnde Sexualpartner, Auslandsaufenthalte

## 12.3 Körperliche Untersuchung

- **Abdomen:** vergrößerte, verhärtete, druckschmerzhafte Leber? Splenomegalie (Hinweis auf Pfortaderhochdruck, hämolytische Anämie)?
- **Leberzeichen:** Gynäkomastie, weiblicher Behaarungstyp, Aszites, Dupuytren-Kontraktur, Palmarerythem, Lackzunge, Spider naevi, Caput medusae
- **Urin- und Stuhlinspektion:** bierbrauner, schaumiger Urin, entfärbter Stuhl

**Beachte:** Pseudoikterus (ohne Beteiligung von Schleimhäuten und Skleren!) durch exzessiven Verzehr von Karotten(saft)!

## 12.4 Basisdiagnostik

- **Labor:** Bili gesamt + differenziert; GOT, GPT, GLDH (Parameter für Zellzerstörung); aP, $_{g}$GT (Parameter für Cholestase); BSG, BB (Parameter für Anämie, Blutung – Thrombos!); LDH, Retikulozyten, Haptoglobin (Parameter für Hämolyse); Quick/INR, PTT, ChE (Parameter für Syntheseleistung der Leber); Elektrophorese (Parameter für chron. Entzündung, Zirrhose – Albumin ↓); im Urin: Bilirubin, Urobilinogen.
- **Bildgebung:** Abdomen-Sono; in 80% der Fälle lässt sich die Diagnose durch die Abdomensonografie stellen! Wenn bei Erstuntersuchung keine erweiterten Gallengänge erkennbar, Wiederholung am nächsten Tag.

**Beachte:** Bei Ikterus und Fieber (Labor: Leukos ↑, CRP ↑) sofortige ERCP indiziert! Bei V.a. (medikam.-)tox. Leberschaden mit Ikterus und erhöhten Transaminasen sofortige Verlegung des Pat. in ein Transplantationszentrum (Mortalität 10–50%).

## Diagnostischer Algorithmus bei Ikterus

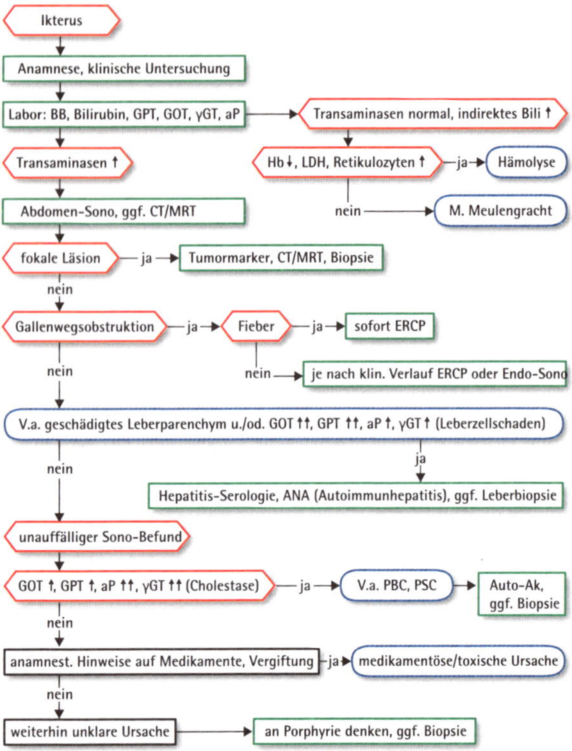

## 12.5 Differenzialdiagnosen

Bei Patienten > 70 J. handelt es sich zu 75% um einen posthepatischen Ikterus bei Stein- oder Tumorleiden. Ca. 5% sind Folge einer Herzinsuffizienz; bei Patienten < 30 J. liegt als Ursache bei 80% eine virale Hepatitis vor.

| **DD Ikterus** | | |
|---|---|---|
| **Verdachtsdiagnose** | **Symptome/Anamnese** | **Untersuchung** generell: Abdomen-Sono, Bili, indir. Bili |
| Prähepatischer Ikterus | | |
| **Chronische Hämolyse** | Unspez. abdominale Beschwerden, Leberhautzeichen, Juckreiz, Müdigkeit, Splenomegalie | BB: normochrome, normozytäre Anämie, Retikulozyten ↑, LDH ↑, Haptoglobin ↓ |
| **Akute hämolyt. Krise** | Fieber, Schüttelfrost, bierbrauner Urin | s. chron. Hämolyse + Hämoglobinurie |
| **Glucose-6-Phosphat-Dehydrogenase-Mangel** | Hämolytische Krisen durch Stress, z.B. durch Infektionen, bestimmte Medikamente, Favabohnen | Nachweis von Heinz-Innenkörperchen in Erys, G-6-PD-Aktivität in Erys ↓ |
| **Ineffektive Erythropoese (z.B. Thalassämie, megaloblastäre Anämie)** | Müdigkeit, Leistungsfähigkeit ↓, meist nur leichter Ikterus, Blässe | BB, Vitamin $B_{12}$, Folsäure, Knochenmarkbiopsie |
| Hepatischer Ikterus | | |
| **Akute infektiöse Hepatitis** | Müdigkeit, Muskelschmerzen, Schwäche, schmerzhafte Lebervergrößerung, subfebr. Temp. | BSG, Transaminasen, aP ↑, Hepatitis-Serologie |
| **Alkohol. Steatohepatitis, Zieve-Syndrom (= alk. Steatohepatitis + Anämie + Hyperlipidämie)** | Alkoh. Fettleber, Appetit ↓, Übelkeit, Gewicht ↓, Fieber, Schmerzen im re. Oberbauch | CDT*, Transaminasen ↑, evtl. ChE, Albumin, Quick ↓ |
| **Medikamenteninduzierte Hepatitis** | Zweiphasiger Verlauf: zuerst uncharakt. Symptome, Tage später Verschlechterung mit Lebervergrößerung/Ikterus | Transaminasen, aP ↑, ggf. Leberhistologie |
| **Chronische virale Hepatitis** | Meist ohne Beschwerden, bei aktiver Erkrankung: Müdigkeit, Leistungsknick, Appetit ↓ | Virusmarker und AK, evtl. Leber-CT/-MRT od. Laparoskopie, Leberhistologie |
| **Stauungsleber** | Leber (schmerzhaft) vergrößert | Transaminasen ↑, V. cava und Lebervenen sonogr. sichtbar erweitert, Rö-Thorax, Echokardiogr. |
| ** CDT = Kohlenhydratdefizientes Transferrin (Marker für Alkoholmissbrauch)* | | |

| | | |
|---|---|---|
| **Leberzirrhose** | Müdigkeit, Gewicht ↓, Oberbauchbeschwerden, Leberhautzeichen, Bauchglatze, Aszites, kleine verhärtete Leber, häufig Splenomegalie | Transaminasen ↑, ChE, Albumin, Quick ↓, Elektrophorese: Hypergammaglobulinämie |
| **Familiäre Hyperbilirubinämie (M. Meulengracht)** | Meist symptomlos, ggf. Müdigkeit Kopfschmerzen, depressive Verstimmung | Nur indirektes Bili ↑ (< 6 mg/dl), weiteres Labor unauffällig, Fasten- od. Nikotinsäuretest |
| **Funktionelle idiopath. Cholestase (z.B. schwangerschaftsbedingt, postoperativ)** | Entsprechende Anamnese, bei Schwangerschaftscholestase: Juckreiz, familiäre Disposition, evtl. Übelkeit | Transaminasen ↑, Bili max. 5 mg/dl |
| **Destruktion der Gallengänge (PBC = primär biliäre Zirrhose, PSC = primär sklerosierende Cholangitis)** | Müdigkeit, Juckreiz, Gewicht ↓ PBC: Gelenkbeschwerden, Hepatomegalie, Sjögren-Syndrom PSC: in 80% mit Colitis ulcerosa assoziiert | γGT, aP ↑ PBC: AMA, IgM, Cholesterin ↑ PSC: ANCA, ERCP |
| **Intrahepatische mechan. Abflussbehinderung (z.B. Leberzysten, Echinokokkose)** | Bei Echinokokkose evtl. Oberbauchschmerzen, Zysten i.d.R. schmerzlos | Ggf. CT, MRT |
| **Sarkoidose, Amyloidose, Speicherkrankheiten** | Symptome der Grunderkrankung | Leberbiopsie |
| **Posthepatischer Ikterus** | | |
| **Choledocholithiasis und Mirizzi-Syndrom** | Kolikartige Schmerzen im re. Oberbauch (evtl. Ausstrahlung in re. Schulter), Juckreiz, dunkler Urin, heller Stuhl | γGT, aP, LAP ↑, ERCP |
| **Stein od. Stenose/ Tumor im Bereich der Papilla vateri ⇒ biliäre Pankreatitis** | Bei Stein oft Beginn mit Kolik, dann Dauerschmerz im Oberbauch, gürtelförmig in den Rücken ausstrahlend, Meteorismus, Übelkeit, Erbrechen, Aszites, Fieber | Lipase, BSG/CRP, Leukos, γGT, aP, LAP ↑, ERCP |
| **Abflussbehinderung durch Tumor, Lymphom od. Metastasen** | Schmerzloser Ikterus, Gewichtsabnahme, ggf. Symptome der Grunderkrankung | Oberbauch-CT |
| **Gallengang-Ca.** | Courvoisier-Zeichen (prall-elast. tastbare, schmerzlose Gallenblase) | γGT, aP, LAP ↑, evtl. CA 19-9 ↑, ERCP, MRT/CT |
| **chron. Pankreatitis, Pankreas-Ca.** | Appetit ↓, rez. Oberbauchschmerz, im fortgeschr. Stad.: Gewicht ↓, Maldigestion, Fettstühle, Diabetes, evtl. Courvoisier-Zeichen bei Ca. | MRT/Oberbauch-CT Bei chron. Pankreatitis: Pankreas-Elastase 1 im Stuhl ↓, Lipase ↑ bei Ca. CA 19-9? |
| **Cholangitis, Leberabszess** | Schmerzen im re. Oberbauch, Schüttelfrost, Fieber | BSG/CRP, Leukos, γGT, aP, LAP ↑ |

# 13 Aszites[11]

Ansammlung freier Flüssigkeit in der Bauchhöhle

**Häufigste Ursachen eines Aszites**

- Leberzirrhose 80 %
- Malignom 10 %
- Herzinsuffizienz 3 %
- Tuberkulose 2 %
- Andere Ursachen 5 %

Gefahr bei dekompensierter Leberzirrhose: **hepatorenales Syndrom (HRS);** potenziell reversible Nierenfunktionsstörung (Krea > 1,5 mg/dl) bei Pat. mit chron. Lebererkr. mit portaler Hypertonie (z.B. bei Leberzirrhose und Aszites oder alkoholischer Steatohepatitis)

- **HRS Typ I:** rasches Nierenversagen (Krea-Verdopplung auf > 2,5 mg/dl in < 2 Wo.)
- **HRS Typ II:** moderates Nierenversagen (Krea 1,5–2,5 mg/dl) bei stabilem oder langsam progredientem Verlauf

- **Therapierefraktärer Aszites:** Diuretika-resistenter oder intraktabler Aszites
- **Diuretika-resistenter Aszites:** Aszites spricht trotz Salzrestriktion und hoch dosierter diuretischer Therapie (Spironolacton max. 400 mg/d + Furosemid max. 160 mg/d) nur inadäquat an (< 200 g Gewichtsabnahme/d)
- **Intraktabler Aszites:** Komplikationen (z.B. hepatische Enzephalopathie, ausgeprägte Hyponatriämie/Hypokaliämie, Krea Anstieg) stellen Kontraindikationen für eine adäquate diuretische Therapie dar
- **Rezidivierender Aszites:** Aszites, der trotz Salzrestriktion und Verschreibung von Diuretika in adäquater Dosierung ≥ 3x innerhalb eines J wieder auftritt

## 13.1 Anamnese

- **Fragen zum Aszites:** seit wann Zunahme des Bauchumfangs (DD Aszites – Adipositas: Aszites innerhalb weniger Wo., Adipositas Mo. bis J), Kurzatmigkeit, rasches Sättigungsgefühl, Aszites schmerzhaft ⇒ evtl. Hinweis auf Malignität
- **Abfrage von Begleitsymptomen:** Gewichtsabnahme, Ikterus, Ödeme, (sub-)febrile Temperatur, Müdigkeit, unspezifische Oberbauchbeschwerden
- **Vorerkrankungen:** v.a. Lebererkr. in der Vorgeschichte (früherer Ikterus?) u./od. in der Familie, bekannte Tumorerkr., Herzerkr., COPD (bei begleitender Rechtsherzinsuffizienz), Pankreatitis, Gallensteinleiden, Nierenerkr., Dialyse
- **Medikamentenanamnese**
- **Risikofaktoren:** Alkohol-, Drogenkonsum (wie viel, seit wann? Verwendung benutzter Nadeln?), Transfusionen vor 1990

## 13.2 Körperliche Untersuchung

- **Allgemeinzustand:** Gewicht (Verlauf?), Ödeme (Lid-, Knöchelödeme), (Skleren-)Ikterus
- **Abdomen**
  - **Inspektion:** ausladende Flanken im Liegen, evtl. Vorwölbung des Abdomens bis über Thoraxniveau, Nabel verstrichen, evtl. Nabelhernie, auch Inguinal- oder Femoralhernien
  - **Palpation:** Hepatosplenomegalie, Resistenzen, Peritonismus
  - **Perkussion:** Klopfschalländerung bei Lagewechsel, Flankendämpfung, Fluktuationswelle (Grenze für klinischen Aszitesnachweis bei ca. 1,5 l)
  - **Auskultation**
- **Thorax:** Perkussion und Auskultation von Herz und Lunge (Klopfschalldämpfung, abgeschwächtes Atemgeräusch ⇒ Pleuraerguss/Hydrothorax), Jugularvenendruck
- **Leberzeichen:** Gynäkomastie, weiblicher Behaarungstyp („Bauchglatze"), Aszites, Dupuytren-Kontraktur, Palmarerythem, Lackzunge, Spider naevi, Kollateralen an der vorderen Bauchwand (Caput medusae)

## 13.3 Basisdiagnostik

- Labor: CRP, BB, GOT, GPT, GLDH, aP, γGT, Bili, Gesamteiweiß, Albumin, Quick, Krea, $Na^+$, $K^+$, Triglyceride; Urinstatus, Na+, Krea im 24-h-Sammelurin
- **Bildgebung:** bei neu aufgetretenem Aszites, rascher Asziteszunahme oder therapierefraktärem Aszites Abdomen-Sono (Aszites-Nachweis ab ca. 50 ml Flüssigkeit möglich); V.a. portale Hypertension bei Milz > 12 cm und rekanalisierter Umbilikalvene; ggf. Herz-Echo, Rö-Thorax, CT/MRT bei V.a. sekundäre bakterielle Peritonitis (Nachweis von mehr als einer Erregerspezies, stark erhöhte Zellzahl im Aszites, Nichtansprechen auf antibiotische Therapie innerhalb 48 h)

**Indikation zur Aszitespunktion (Parazentese)**

- Jeder neu aufgetretene Aszites
- Bei Peritonitiszeichen oder systemischen Infektzeichen
- Bei bekannter Leberzirrhose, wenn Dekompensation (z.B. hepatische Enzephalopathie, Abnahme der Nierenfunktion, Varizenblutung) oder Anstieg der Leber- oder Nierenretentionswerte oder bei nicht elektiver stationärer Aufnahme

> **Beachte:** Eine großvolumige Parazentese (> 5 l) ohne adäquate Albuminsubstitution (6–8 g Albumin i.v./l Aszites) begünstigt die Entwicklung eines hepatorenalen Syndroms!

| Aszitesdiagnostik | |
|---|---|
| **Parameter** | **Hinweise** |
| Obligate Parameter | |
| **Gesamteiweiß** | Differenzierung Exsudat ≤ 3,0 g/dl /Transsudat < 3,0 g/dl |
| **Zellzahl und Differenzierung (Urinstix als erste, nur orientierende Maßnahme)** | Blutbildröhrchen befüllen; Bestimmung von Leukozyten (besser noch: neutrophilen Granulozyten ⇒ Diagnostik Peritonitis), bei > 10 % Eosinophile V.a. allergische oder parasitäre Erkr., Autoimmunerkr., Tbc oder Malignom |
| **Bakteriologische Diagnostik** | Beimpfen von aeroben und anaeroben Blutkulturflaschen mit 10–20 ml Punktat |
| Bei V.a. maligenen Aszites | |
| **Zytologie** | **Beachte:** je höher eingesandte Punktatmenge, desto höher Wahrscheinlichkeit, vorhandene maligne Zellen zu finden. *Praktisches Vorgehen:* wenn in der Probepunktion Leukos + Albumin ↑ ⇒ V.a. malignen Aszites; dann bei therapeutischer Punktion gesamtes Punktat einsenden |
| **Cholesterin** | > 45 mg/dl bei Peritonealkarzinose |
| **Tumormarker CEA** | Andere Tumormarker werden zur Differenzierung zwischen malignem und nicht malignem Aszites nicht empfohlen |
| Weitere fakultative Parameter | |
| **Albumin im Serum und Aszites zur Bestimmung des SAAG = Serum-Albumin-Aszites-Gradienten** | *Formel:* Albumin im Serum - Albumin im Aszites = SAAG (Differenzierung Transsudat/Exsudat) |
| **Amylase** | Marker für pankreatogenen Aszites |
| **Triglyzeride** | Marker für chylösen Aszites |
| **LDH** | LDH-Spiegel > 400 U/l oder Quotient LDH Aszites/Serum > 0,6 sind typisch für Exsudat |
| **Bilirubin** | Bestimmung bei gallefarbenem Punktat, Marker für biliäre Leckage |
| **Ziehl-Neelsen-Färbung** | Bei V.a. tuberkulöse Peritonitis natives Material ohne Zusätze einsenden |

| Unterscheidung Transsudat/Exsudat | | |
|---|---|---|
| **Parameter** | **Transsudat** | **Exsudat** |
| **Spezifisches Gewicht** | ≤ 1.016 g/l | > 1.016 g/l |
| **Eiweißgehalt** | ≤ 3,0 g/dl | > 3,0 g/dl |
| **SAAG (Serum-Albumin-Aszites-Gradienten)** | ≥ 1,1 g/dl | < 1,1 g/dl |
| **Ursachen** | Portale Hypertonie, kardial | Entzündlich (infektiös), maligne, pankreatogen, chylös |

## 13.4 Differenzialdiagnosen

| Einteilung | | Ursachen | Klinische Hinweise |
|---|---|---|---|
| **Transsudat** (**Punktat klar/gelblich**, *Zellzahl < 500/µl u./od.* **SAAG ≥ 1,1 g/dl** *[Eiweiß meist ≤ 3,0 g/dl], Cholesterin < 45 mg/dl, Quotient LDH Aszites/Serum < 0,6)* | | | |
| Portale Hypertension | **Prähepatisch** | Pfortaderthrombose, Milzvenenthrombose | Oberbauchbeschwerden, Ösophagusvarizen, Splenomegalie; Duplex, CT/MRT, JAK2-Genanalyse* |
| Portale Hypertension | | arterioportale Fistel (hyperkinetische portale Hypertension) | Sehr selten, Kollateralen wie bei Zirrhose, Auskultation des Abdomens (pulssynchrones Fistelgeräusch); Angiografie |
| Portale Hypertension | **Intrahepatisch** **(Eiweiß < 2,5 g/dl)** | Lebermetastasen | Anamnese (bek. TU?), ggf. Leberfunktion ↓; Abdomen-Sono, ggf. CT/MRT |
| Portale Hypertension | | Lymphominfiltration der Leber | JAK2-Genanalyse, Knochenmarkbiopsie |
| Portale Hypertension | | Noduläre regenerative Hyperplasie | Anamnese (system. Autoimmunerkr, hämat. Erkr.), ggf. Leberfunktion ↓; Histol. |
| Portale Hypertension | | Schistosomiasis (Bilharziose) | Einwanderer/Tropenreisende (lange Latenz: Dekaden!), Durchfälle, Schwäche, Bauchschmerzen, Leberzirrhose, Splenomegalie; Leberbiopsie (eosinophile/epitheloidzellige Granulome) |
| Portale Hypertension | | Leberzirrhose, akutes Leberversagen | Labor (GOT, GPT, γGT, Quick/INR, Eiweißelektrophorese); Abdomen-Sono |
| Portale Hypertension | | Budd-Chiari-Syndrom | Typ. Trias: Schmerzen re. Oberbauch, rasch aufgetretener Aszites, Leberwerte ↑↑; Duplex, ggf. CT/MRT; BB, Gerinnung |
| Portale Hypertension | | Sinusoidales Obstruktionssyndrom (SOS, früher VOD = veno-occlusive disease) | Meist nach Stammzelltransplantation; Duplex, ggf. CT/MRT |
| Portale Hypertension | **Posthepatisch** **(Eiweiß > 2,5 g/dl)** | Rechts-, Globalherzinsuffizienz | Häufig auch Pleuraergüsse; EKG, Rö-Thorax, Herz-Echo |
| Portale Hypertension | | Pericarditis constrictiva | |
| Portale Hypertension | | Obstruktion der V. cava inf. (z.B. Malignom, häufig Nierenzellca. o. retroperitoneale Fibrose) | Beidseitige ödematöse Beinschwellung, ggf. zunehmende Niereninsuffizienz; Duplex, ggf. CT/MRT, Angiografie |

** Bei > 50 % myeloprolif. Ursache; Abklärung durch JAK2-Genanalyse und ggf. Knochenmarkbiopsie*

| | | |
|---|---|---|
| ***Exsudat*** *(Punktat* **trüb oder hämorrhagisch** *u./od.* **Zellzahl > 500/µl** *u./od.* **SAAG < 1,1 g/dl** *[Eiweiß meist > 3,0 g/dl] u./od. Quotient LDH Aszites/Serum > 0,6)* | | |
| **Maligner Aszites** | Peritonealkarzinose | Tumorsuche (Sono, Endoskopie, CT, gyn. Untersuchung) |
| pH > 7,3<br>Laktat < 4,5 mM<br>**Cholesterin > 45 mg/dl**<br>Quotient Glukose Aszites/Serum ca. 1<br>Zellzahl 500–1.000/µl<br>Zytologie maligne, ggf. Tumormarker ↑<br>LDH > 400 U/l, Quotient LDH Aszites/Serum > 1 | Lebermalignom, Lebermetastasen | Ggf. Oberbauchbeschwerden, Appetitlosigkeit, Gewichtsabnahme; Labor (AFP bei HCC-Verdacht), Abdomen-Sono, ggf. CT/MRT |
| | Meigs-Syndrom (Exsudat oder Transsudat) | Nicht maligner (!) Ovarialtumor (meist Fibrom), Aszites, (rechtsseitiger) Hydrothorax; Abdomen-Sono, Rö-Thorax |
| **Infektiöser Aszites** | Bakterielle (sekundäre) Peritonitis | Hohe Mortalität; immer CT/MRT; meist OP/Abszessdrainage erforderlich |
| pH < 7,3<br>Laktat > 4,5 mM<br>Glukose < 50 mg/dl, Quotient Glukose Aszites/Serum < 1<br>**Granulozyten > 250/µl**<br>LDH ≥ 225 U/l<br>Bakteriologie positiv | Spontane bakt. Peritonitis (SBP) bei zirrhot. Aszites; **Gesamteiweiß < 1,5 g/dl**, LDH < 225 U/l, Glukose > 50 mg/dl | *Diagnostisches Kriterium:* neutrophile Granulozyten > 250/µl = sofortige Behandlungsindikation (Chinolon p.o., Cefotaxim/Ceftriaxon i.v.)<br>**Beachte:** Je geringer der Eiweißgehalt im Azites, desto höher das SBP-Risiko! |
| | Tuberkulöse Peritonitis überwiegend Lymphozyten, Glukose < 30 mg/dl | Ziehl-Neelsen-Färbung, Peritoneal-Biopsie |
| **Pankreatischer Aszites** | Pankreatitis, Pankreasfistel | Abdomen-Sono, ggf. Endosono, CT/MRT |
| **Amylase > 100 U/l** bzw. Quotient Amylase Aszites/Serum>2 | | |
| **Chylöser Aszites** | | |
| (Milchiges Punktat, Exsudat, **Triglyceride > 200 mg/dl**) | Verlegung des Ductus thoracicus; meist maligne (Lymphom, Peritonealkarzinose), postop., bei Tbc, angeboren, Lymphfistel (z.B. post OP) | Abdomen-Sono, CT/MRT, ggf. Biopsie |
| | Portale Hypertension | Selten, fortgeschrittene Zirrhose |

| **Hämorrhagischer Aszites** *(Exsudat, Erys > 50.000/µl)* | | |
|---|---|---|
| Meist Hinweis auf Malignität, Infektion oder Trauma/ Gefäßruptur! Leicht blutig tingierter Aszites evtl. nach Parazentese | Peritonealkarzinose | s.o. |
| | Tuberkulöse Peritonitis | s.o. |
| | Pankreatitis | s.o. |
| | Zystenruptur, Blutung aus Lebertumor | Abdomen-Sono, ggf. CT/MRT |
| | Hämorrhag. Diathese | Anamnese, Gerinnungsparameter |
| **Dunkelbrauner, gallefarbener Aszites** *(***Bili > 6 mg/dl,** *Quotient Bili Aszites/Serum > 1)* | | |
| | Biliäre Leckage (Gallefistel nach OP, Ruptur/ Perforation der Gallenblase) | Abdomen-Sono, ERCP |
| **Hypalbuminämischer Aszites (Eiweiß < 2,5 g/dl, SAAG < 1,1 g/dl – niedriges Serum-Albumin!)** | | |
| | Nephrotisches Syndrom | Gewichtszunahme durch Ödeme, Proteinurie, Hyperlipoproteinämie |
| | Exsudative Enteropathie, Malassimilation | Gewichtsverlust, Durchfälle, Steatorrhoe |
| **Andere (seltene) Aszitesformen** | | |
| Eiweiß meist > 3,0 g/dl | Myxödem | Zeichen der Hypothyreose, evtl. Perikard- und Pleuraergüsse; Labor (TSH ↑↑) |
| Eiweiß meist < 3,0 g/dl | Urämie | Retentionswerte ↑ |

## 13.5 Therapie

- Wenn möglich, Therapie der Grunderkrankung
- **Allgemeinmaßnahmen:** eiweißreiche Ernährung (1,2–1,5 g/kg KG/d), sparsam salzen, bei schwierig zu behandelndem Aszites Kochsalzrestriktion auf max. 5 g/d, bei Hyponatriämie < 125 mmol/l ggf. Flüssigkeitsrestriktion auf 1,5 l/d (dann auch Kontraindikation für Diuretika!)
- **Diuretische Therapie:** 1. Wahl Spironolacton, ini 100–200 mg/d (max. 400 mg/d), ggf. Komb. mit Schleifendiuretikum (Furosemid 20–40 mg/d, max. 160 mg/d, alternativ Torasemid); Ziel: Gewichtsverlust von ≤ 500 g/d (bei peripheren Ödemen ≤ 1.000 g/d)
- Bei Diuretikaresistenz und unzureichendem Ansprechen auf Natriumrestriktion Anlage eines **TIPS** (transjugulärer intrahepatischer portosystemischer Shunt), sofern keine KI bestehen (Zirrhose Child C); verbessert Prognose des Pat.

# 14 Erhöhte Leberwerte

Nicht selten ein Zufallsbefund, der (noch) nicht mit klin. Symptomen einhergeht. **Zur Abklärung erhöhter Leberwerte empfiehlt sich folgendes diagnostische Vorgehen:**

1. **Anamnese** (z.B. Medikamente – s. Tab., Alkohol, Drogen, Reisen)
2. **Körperliche Untersuchung** (Leberzeichen, Ikterus, Arthralgien, Diarrhoe?)
3. **Ergänzende Labordiagnostik** (s.u.)
4. Bildgebung (primär **Abdomen-Sono**, ggf. Duplex, Angiografie, CT/MRT)
5. Ggf. invasive Verfahren wie ERCP oder Biopsie

| **Medikamentös-toxische Leberschäden: typische Auslöser**[12] Medikamentös-toxische Leberschäden müssen bereits im Verdachtsfall an die Arzneimittelkommission der deutschen Ärzteschaft gemeldet werden (Online-Meldebogen unter www.akdae.de). | | |
|---|---|---|
| **Hepatozellulär** | **Gemischt** | **Cholestatisch** |
| **(GPT ≥ 3-fach ↑)** | **(GPT ≥ 3-fach ↑, aP ≥ 2-fach ↑)** | **(aP ≥ 2-fach ↑, Gesamt-Bili ≥ 2-fach ↑)** |
| Acarbose, Allopurinol, Amiodaron, Baclofen, Buproprion, Fenofibrat, Fluoxetin, HIV-Therapeutika (HAART), Isoniazid, Isotretinoin, Ketoconazol, Lisinopril, Losartan, Methotrexat, Methyldopa, NSAIDs, Omeprazol, Paracetamol, Paroxetin, Phytotherapeutika (z.B. Kava Kava), Pyrazinamid, Rifampicin, Risperidon, Sertralin, Statine, Tetrazykline, Trazodon, Trovafloxacin, Valproinsäure | Amitriptylin, Azathioprin, Captopril, Carbamazepin, Clindamycin, Cyproheptadin, Enalapril, Flutamid, Nitrofurantoin, Phenobarbital, Phenytoin, Sulfonamide, Sulfonylharnstoffe, Trazodon, Trimethoprim/Sulfamethoxazol, Verapamil | Amoxicillin/Clavulansäure, Anabolika, Chlorpromazin, Clopidogrel, Makrolid-Antibiotika (z.B. Erythromycin), Irbesartan, Mirtazapin, Orale Kontrazeptiva, Östrogene, Phenothiazine, Terbinafin, trizyklische Antidepressiva |

| **Übersicht Leberwerte** | | |
|---|---|---|
| **Parameter*** | **Aussage** | **DD pathologischer Werte** |
| **Screening auf Lebererkrankungen** (wichtigste Parameter unterstrichen) | | |
| GPT (Glutamat-Pyruvat-Transaminase, Alanin-Aminotransferase = AL[A]T) | • Leberspezifisch, im Zytoplasma lokalisiert<br>• Führendes Enzym bei **Hepatitis/akutem Leberzellschaden**<br>• Erst bei schwereren Leberschäden deutlich ↑, Marker für absterbendes Lebergewebe | ↑ **erhöht** (< 5-fach): Fettleber, Leberzirrhose, chron. Hepatitis, Lebertumor/-metastasen, Cholestase, Cholangitis (auch PBC, PSC), Hämochromatose, M. Wilson, med. induzierte Hepatopathie, akute Pankreatitis, Herzinfarkt, Zöliakie |

| | | |
|---|---|---|
| **Normwert:**<br>F ≤ 35 U/l<br>M ≤ 50 U/l<br>HWZ: 37–57 h | | ↑↑ **erhöht** (5–30-fach):<br>chron. Hepatitis, Cholestase, Cholangitis (auch PBC, PSC), tox. Leberschaden (Medikamente, Pilze, Tetrachlorkohlenstoff), Stauungsleber<br>↑↑↑ **erhöht** (> 30-fach):<br>akute/fulminante Hepatitis (viral, autoimmun), chron. Hepatitis, akut tox. Leberschaden (Pilze, Tetrachlorkohlenstoff), akute Stauungsleber/Durchblutungsstörung, Zieve-Syndrom |
| **GOT**<br>(Glutamat-Oxalazetat-Transaminase, Aspartat-Aminotransferase = AS[A]T) | • Nicht leberspezifisch, auch in Herz- und Skelettmuskel, vorwiegend in Mitochondrien (80 %) und im Zytoplasma<br>• Anstieg spricht für schwersten Zellschaden (Parameter für **Leberzellnekrose**) | ↑ **erhöht** (< 5-fach):<br>Leberzirrhose, Mononukleose, Lebertumor/-metastasen, Cholestase, Cholangitis, Hämochromatose, M. Wilson, med. induzierte Hepatopathie (Heparin, Salizylate), Defibrillation/Herzmassage, Zöliakie |
| **Normwert:**<br>F ≤ 35 U/l<br>M ≤ 50 U/l<br>HWZ: 12–22 h | | ↑↑ **erhöht** (5- bis 30-fach):<br>tox. Leberschaden, Stauungsleber, Fettleberhepatitis, akute Pankreatitis, Herzerkr. (z.B. Herzinfarkt, Lungenembolie, Myokarditis, Herzkatheter/-OP), Nieren-, Hirninfarkt, Skelettmuskelerkr. (z.B. Myositis, Muskeldystrophie, Muskelverletzungen, postoperativ)<br>↑↑↑ **erhöht** (> 30-fach):<br>ak./fulminante Hepatitis (viral, autoimmun), akut tox. Leberschaden, Zieve-Syndrom, Lungenembolie (ak. Leberstauung) |
| **GLDH**<br>(Glutamatdehydrogenase)<br>**Normwert:**<br>F ≤ 5 U/l<br>M ≤ 7 U/l<br>HWZ: 17–19 h | • Lokalisiert in den Mitochondrien des Leberparenchyms<br>• Erst bei **schwersten Leberschäden mit Untergang von Mitochondrien ↑**, bei chron. Hepatitis stärker ↑ als bei Zirrhose | ↑ **erhöht**: alkohol. Fettleber, Leberzirrhose, akute oder chron. aktive Virushepatitis, Verschlussikterus<br>↑↑↑ **erhöht** (> 100-fach):<br>tox. Leberschaden (Pilzgifte, Halothan), nekrot. Hepatitis, Leberzellkarzinom, Lebermetastasen, akute Leberstauung (schwere Rechtsherzinsuff.) |

| | | |
|---|---|---|
| **γGT**<br>(Gamma-Glutamyl-Transferase)<br>Normwert:<br>F ≤ 39 U/l<br>M ≤ 66 U/l<br>HWZ: 3–4 d | • Relativ spezifisch für Leberparenchym und Gallenwege (auch in Niere, Pankreas, Dünndarm), membranständig<br>• Führendes Enzym bei **metabolisch-toxischer Leberschädigung** (Enzyminduktion durch Alkohol, Medikamente, bei Fettleber) sowie **Cholestase**<br>• Schon bei leichten Leberschäden deut. ↑, Erhöhung proportional zum Ausmaß der Schädigung<br>• Bei chron. Hepatitis stärker ↑ als bei Zirrhose, stark ↑ bei alk. Zirrhose | ↑ **erhöht** (< 4-fach): alkohol-tox., Fettleber, chron. persist. Hepatitis, med.-tox., Durchblutungsstörgung der Leber, Pankreatitis, Diabetes<br>↑↑ **erhöht** (4- bis 8-fach): akute Virushepatitis, Leberzirrhose, PBC, intrahepat. Cholestase, Leberzellkarzinom, Lebermetastasen<br>↑↑↑ **erhöht** (> 8-fach): extrahepatische Cholestase (Verschlussikterus) durch Choledocholithiasis, Cholangitis, Pankreaskopfkarzinom |
| **aP**<br>(alkalische Phosphatase)<br>**Normwert:**<br>F 35–105 U/l<br>M 40–130 U/l<br>HWZ: 3–7 d | • Nicht leberspezifisch, auch in Knochen, Darm, Niere, membranständig<br>• aP + γGT zusammen betrachten: wenn aP ↑ + γGT ↑ ⇒ Cholestase, wenn aP ↑ + γGT n ⇒ Knochenerkrankung<br>• Führendes Enzym bei **Cholestase**, z.B. bei Cholangitis oder Verschlussikterus | ↑ **erhöht** (< 2-fach): (Virus-)Hep., Amöbenabszess, Enmzyminduktion durch Med.<br>↑↑ **erhöht** (2- bis 4-fach): cholest. Hepatitis, PBC, PSC, Knochenerkr. (z.B. M. Paget, Knochentumoren/-metastasen, Frakturheilung), Hyperparathyreoidismus, Akromegalie, ren. Ursachen (z.B. Niereninsuff.)<br>↑↑↑ **erhöht** (> 4-fach): akuter Verschlussikterus, PBC, PSC, Knochenerkr. |
| **LAP**<br>(Leucin-Aminopeptidase)<br>**Normwert:**<br>F 16–32 U/l<br>M 11–35 U/l | • Hoch leberspezifisch, wird jedoch selten bestimmt<br>• Eignet sich zur DD bei unklarer aP-Erhöhung | **erhöht:** akute Hepatitis, chron. Lebererkr., Cholestase (intra-/extrahepatisch), Cholangitis, Malignom |
| **$LDH_5$**<br>(Lactatdehydrogenase-Isoenzym)<br>**Normwert:**<br>9–14 %<br>HWZ: 8–12 h<br>(Gesamt-LDH > 100 h) | • Gesamt-LDH wegen fehlender Organspezifität wenig aussagekräftig<br>• $LDH_5$ lokalisiert im Leberparenchym | **erhöht:** akute Hepatitis, akute tox. Parenchymzellschädigung (z.B. Pilzvergiftung, typisches Muster: LDH > GOT > GPT) |
| **Aussagen über Entgiftungsleistung der Leber** | | |
| **Bilirubin**<br>**Normwert:**<br>Gesamt-Bili < 1,1 mg/dl<br>Direktes Bili < 0,3 mg/dl | Anstieg bei Leberversagen und Gallenabflussstörung, bei Hämolyse und Bilirubinstoffwechseldefekten | siehe „Ikterus" |

| | | |
|---|---|---|
| **Ammoniak**<br>**Normwert:**<br>F 25–94 µg/dl<br>M 19–82 µg/dl | Anstieg bei Leberversagen<br>⇒ hepatische Enzephalopathie | **erhöht:** Leberschäden mit red. Entgiftungsfähigkeit, z.B. Leberzirrhose, Leberkoma |
| **Hinweise auf Leberfunktion/Schweregrad der Erkr.** | | |
| **Quick/INR**<br>**Normwert:**<br>70–120 % bzw. 0,90–1,15 | Hinweis auf Syntheseleistung der Leber, Abfall bei Leberversagen | **erniedrigt:** Leberzirrhose, ak. Leberdystrophie, ak. tox. Leberschaden, ak. Schwangerschaftsfettleber, Marcumarisierung |
| **Albumin**<br>**Normwert:**<br>3,5–5,5 g/dl | | **erniedrigt:** dekomp. Leberzirrhose, Proteinverlust (intestinal, nephrot. Syndrom, Verbrennung), Malnutrition |
| **ChE**<br>(Cholinesterase)<br>**Normwert:**<br>F (16–39 J)<br>3.930–10.300 U/l<br>M + F = 40 J<br>4.620–11.500 U/l<br>HWZ: ca. 10 d | Hinweis auf Syntheseleistung der Leber, Abfall bei Leberversagen; bei Zirrhose stärker ↓ als bei chron. Hepatitis | **erhöht:** Diabetes, KHK, Fettleber, nephrot. Syndrom<br>**erniedrigt:** Leberzirrhose, prim. Leberzellka., Leberzellnekrosen, chron. Hepatitis, chron. Leberstauung; Proteinmangelzustände/Mangelernährung (Malabsorption bei CED); Vergiftung Organophosphate; gen. Variante |
| **De-Ritis-Quotient**<br>(GOT/GPT)<br>**Normwert:**<br>0,6–0,8 | • Schwere des Leberschadens: je schwerer der Leberschaden, desto größer der Quotient (> 1)<br>• Bei Transaminasen im Referenzbereich ist der Quotient nicht aussagekräftig | **< 1:** extrahepatische Cholestase<br>**ca. 1:** Leberzirr., Leberzellka.<br>**> 1:** schwerer/nekrot. Verlauf einer Virushep., chron. Virushep.<br>**> 2:** alk. Steatohepatitis, Myokardinfakt, Trauma |
| **Hinweise auf Ätiologie** | | |
| **HBs-Ag, Anti-HBc-IgM** | HBV-Serologie | Ak. oder chron. Hepatitis B (s.u.) |
| **HVC-AK** | HCV-Serologie | Ak. oder chron. Hepatitis C (s.u.) |
| **CDT**<br>(Carbohydrat-defizientes Transferrin)<br>**Normwert:**<br>< 5,0 % | • Sensibelster Marker für chron. Alkoholkonsum<br>• Erhöhte Werte ab Alkohol > 50 g/d, nach 14 d Alkoholkarenz Wert wieder normal | **erhöht:** chron. Alkoholabusus, PBC, chron.-aktive Hepatitis, Leberzellkarzinom, Schwangerschaft |
| **Ferritin**<br>**Normwert:**<br>F (16–50 J) 22–112 µg/l<br>F (65–90 J) 13–651 µg/l<br>M (16–50 J) 34–310 µg/l<br>M (65–87 J) 4–665 µg/l | Gibt Aufschluss, wie gut die Eisenspeicher des Körpers gefüllt sind | **erhöht:** Hämochromatose, Eisenverteilungsstörung (z.B. Infekt, chron. Entzündg., Malign.), Eisenverwertungsstörung (Vit.-$B_{12}$-Mangel, Folsäure-Mangel, sideroachrest./sideroblast. Anämie, Porphyrien, Bleiintoxikation) |

| | | |
|---|---|---|
| | | **erniedrigt:** Eisenmangel, erhöhter Bedarf (z.B. Schwangerschaft), Resorptionsstörung (z.B. Zöliakie) |
| **Transferrinsättigung**<br>**Normwert:**<br>16–45 % | • Parameter des Eisenstoffwechsels, der angibt, wie stark das Transportprotein Transferrin mit Eisen gesättigt ist<br>• Erhöhte Sättigung bei Eisenüberladung, erniedrigte Sättigung bei Eisenmangel | **erhöht:** Eisenüberladung (z.B. Hämochromatose, megaloblas. Anämie, Hämolyse, Porphyrie, Bleiintox., häufige Transfus.<br>**erniedrigt:** Eisenmangelanämie, Eisenverteilungsstörung (Infekt, chron. Entzündung, Malignom, Leberparenchym-Schaden) |
| **Kupfer**<br>**Normwert:**<br>F 74–122 µg/dl<br>M 79–131 µg/dl | Spurenelement, das zu 90–95 % an Coeruloplasmin gebunden ist | **erhöht:** ak. Entzündg., Hepatitis, Cholestase, Leukämie, aplast. Anämie, SS, Östrogentherapie<br>**erniedrigt:** M. Wilson, nephrot. Syndrom |
| **Kupfer im 24h-Urin**<br>**Normwert:**<br>10–60 µg/24 h | Bil. Kupferausscheidung ↓, daher ren. Kupferausscheidung kompensatorisch ↑ | **erhöht:** M. Wilson |
| **Coeruloplasmin**<br>**Normwert:**<br>25–63 mg/dl | Transport-Protein für Kupfer, das in der Leber synthetisiert wird und zu den Akut-Phase-Proteinen zählt | **erhöht:** Lebererkr. (ak. Hepatitis, Cholestase), entzündl. Erkr. (z.B. rheumat. Arthritis), Malignome, Herzinfarkt, Schwangerschaft, hormonelle Kontrazeption<br>**erniedrigt:** M. Wilson, schwere Leberzellinsuffizienz, Proteinmangel (nephrotisches Syndrom, enterale Eiweißverluste, Malabsorption) |
| **AFP**<br>**($\alpha_1$-Fetoprotein)**<br>**Normwert:**<br>< 20 ng/l | Tumormarker, in 85 % der Fälle bei Leberzellkarzinom nachweisbar | **erhöht:** Leberzellkarzinom, andere Malignome (GI, Bronchien), Leberzirrhose, Virushepatitis, tox. Lebererkr., Schwangerschaft |
| **$\alpha_1$-Antitrypsin**<br>**Normwert:**<br>83–199 mg/dl | • Protease-Inhibitor (Akut-Phase-Protein)<br>• Zuerst deutlich ↓ Alphaglobuline in der Eiweiß-Elektrophorese<br>• Abklärung: Leberbiopsie (Nachweis von $\alpha_1$-Antitrypsin-Ablagerungen), Phänotyp-Bestimmung (Leberschädigung nur beim ZZ-Phänotyp, sonst Lungenerkr. im Vordergrund) | **erhöht:** ak. Entzündg., ak. Schübe chron.-entzündl. Erkr., Malignome, Schwangerschaft, Östrogeneinnahme<br>**erniedrigt:** $\alpha_1$-Antitrypsin-Mangel (⇒ Leberzirrhose, Lungenemphysem) |

| **Autoantikörper** *(zur Abklärung Autoimmunhepatitis = AIH, PBC, PSC)* | | |
|---|---|---|
| **ASGPR** | Asialoglykoprotein-Rezeptor-AK | Bei allen Typen der AIH |
| **AMA** | Antimitochondriale AK | Beweist PBC bei cholestatischem Enzymprofil |
| **ANA** | Antinukleäre AK | Typ. für AIH Typ I (lupoide Hepatitis), geringe ANA-Erhöhung häufig bei NASH |
| **LKM** | AK gg. endoplasmat. Reticulum von Leber u. Niere | AIH Typ II (LKM-pos. Hepatitis) |
| **pANCA** | Antineutrophile zytoplasmatische AK mit perinukleärem Muster | PSC |
| **SLA** | Lösliches Leberantigen | AIH Typ III (SLA-pos. Hepatitis) |
| **SMA** | AK gg. glatte Muskulatur | AIH Typ II (LKM-pos. Hepatitis) |
| ** Immer laborspezifische Referenzbereiche beachten!* | | |

**Beachte:** normale Transaminasen möglich bei chron. Hepatitis B und C, nichtalkohol. Steatohepatitis, Hämochromatose sowie Methotrexat-/Amiodaron-induzierter Hepatitis

**Typische Befundkonstellationen**

| Enzymmuster | GOT | GPT | γGT | aP | GLDH | Bili | Differenzialdiagnosen |
|---|---|---|---|---|---|---|---|
| **Cholestase** aP > γGT > GOT/GPT | ↑ | ↑ | ↑↑(↑) | ↑↑↑ | n–↑ | ↑↑↑ | Intrahepat. (z.B. PBC, PSC) od. posthepat. (mechan.) Cholestase, Cholangitis |
| Akute **Hepatitis** (Parenchymschaden) GOT/GPT > aP/γGT | ↑↑↑ GOT > GPT | ↑↑↑ | ↑(↑) | ↑ | ↑↑ | ↑(↑↑) | Akute Virushepatitis, med.-tox., akuter Schub bei Autoimmunhepatitis, M. Wilson |
| **Chron. Transaminasen-erhöhung** | ↑(↑) | ↑(↑) | ↑(↑) | n–↑ | ↑ | n–↑ | Chron. Hepatitis B od. C, alk. (meist GOT > GPT) od. nichtalkohol. (meist GPT > GOT) Steatohepatitis, Leberzirrhose, alkohol-tox., med.-tox., Autoimmunhepatitis, Hämochromatose, $\alpha_1$-Antitrypsin-Mangel, M. Wilson |
| **Enzyminduktion** | ↑ Meist GPT > GOT | ↑ | ↑↑ | n–↑ | n–↑ | n–↑ | Alkohol-tox., medikamentös-tox., Fettleber |

**Beachte:** wenn bei med.-tox. Leberschaden neben Transaminasen auch Bilirubin erhöht ist, Mortalität 10–50 % ⇒ Verlegung des Pat. in Transplantationszentrum.

## 14.1 Diagnostik bei Cholestase (→S. 66)

## 14.2 Abklärung erhöhter Transaminasen

**Abklärung erhöhter Transaminasen**

gründliche Anamnese (Medikamente, Drogen, Alkohol?), körperliche Untersuchung

↓

asymptomat. Patient? — ja → zunächst Kontrolle der Leberwerte

↓

ggf. Alkohol und potenziell lebertox. Medikamente absetzen → Kontrolle Transaminasen, ggf. CDT

↓

**Basislabor**: BB, γGT, GOT, GPT, aP, Bilirubin, Eiweißelektrophorese, CHE, Quick

↓

RR-Messung, Lipidwerte, BZ, ggf. $HbA_{1c}$ → Screening **metabolisches Syndrom** (NASH?)

↓

**Screening Virushepatitis:**
**Hepatitis B:** HBsAg, Anti-HBc, falls ↑ auch Anti-HBc-IgM, ggf. HBeAg, Anti-HBe, HBV-DNA
**Hepatitis C:** HCV-ELISA, ggf. HCV-PCR (wenn V.a. frische HCV-Infektion und HCV-ELISA negativ)
**Hepatitis A:** HAV-IgG-AK, ggf. HAV-IgM-AK

↓

**Abdomen-Sono:** Lebergröße, fokale oder homogene Fettleber, Leberzirrhose, Tumor, Metastase, Cholestase?

↓

Wenn weiterhin V.a. infektiöse Hepatitis, z.B. bei Immunsuppression:
- viral: HDV, HEV, EBV (Eppstein-Barr-Virus), CMV (Zytomegalie-Virus), HSV (Herpes-simplex-Viren), Coxsackie-Viren
- bakteriell: Brucellen, Leptospiren, ggf. weitere Erreger wie Salmonellen, Tbc
- andere: Toxoplasmen, (Amöben, Helminthen)
- HIV-Test: evtl. Koinfektion bei HBV + HCV, Medikamentennebenwirkungen beachten!

↓

Transferrinsättigung (totale Eisenbindungskapazität + Se-Eisen) → **Hämochromatose?**

↓

Abklärung **extrahepatischer Ursachen**:
- Schilddrüse: TSH, $fT_4$
- Muskelerkrankung: CK
- Zöliakie: Transglutaminase-IgA-AK, Endomysium-IgA-AK
- Herzinsuffizienz: klinische Anzeichen, ggf. Herz-Echo, BNP (brain natriuretic peptide)
- Schlafapnoe-Syndrom: z.B. Epworth-Sleepiness-Scale, Schlafapnoe-Scores
- M. Addison: Nüchtern-Cortisol

↓

Abklärung **seltener hepatischer Ursachen:**
- Autoimmunhepatitis: IgG ↑, ASGPR, ANA, LKM, SMA, SLA
- PBC, PSC: IgM ↑, AMA, pANCA
- M. Wilson (meist bei Pat. < 40 J, selten auch ältere Pat.): Coeruloplasmin ↓, Se-Kupfer ↓
- $\alpha_1$-Antitrypsin-Mangel: α-Globuline ↓, $\alpha_1$-Antitrypsin ↓

↓

ggf. Leberbiopsie

## 14.3 Labordiagnostik der Virushepatitiden

| Wichtige Parameter und natürlicher Verlauf der Hepatitiden A bis E[13] | | | | | |
|---|---|---|---|---|---|
| | **HAV** | **HBV** | **HCV** | **HDV** | **HEV** |
| **Übertragungsmodus** | Fäkal-oral | Parenteral | Parenteral | Parenteral | Fäkal-oral |
| **Inkubationszeit (mittlere) in d** | 15–45 (30) | 30–180 (70) | 15–150 (50) | Bei Koinfektion 30–180 (70); bei Superinfektion 15–45 (30) | 15–60 (40) |
| **Serolog. Diagnostik** | Anti-HAV, ggf. IgM | HBs-Ag und Anti-HBc, ggf. IgM | Anti-HCV, HCV-RNA | Anti-HDV, ggf. IgM | Anti-HEV, ggf. HEV-RNA |
| **Maximalwert der GPT in U/l** | 800–1.000 | 1.000–1.5000 | 300–800, schwankende Werte | 1.000–1.5000 | 800–1.000 |
| **Schwere der akuten Infektion** | Altersabhängig, Erwachsene in 20–30 % asymptomatisch | Milde bis schwere Hepatitis | Meist milde Hepatitis | Milde bis schwere Hepatitis | Meist milde Hepatitis |
| **Verlauf der akuten Infektion** | 70 % ikterisch (davon 10 % cholestatisch), 30 % anikterisch | 65 % ikterisch, 35 % anikterisch | 75 % asymptomatischer Verlauf (davon 20 % Ausheilung), 25 % symptomatischer Verlauf (davon 50 % Ausheilung) | Wie HBV | wie HAV |
| **Fulminanter Verlauf** | 0,001–0,5 % | 0,5–1 % | 0,5–1 % | Bei Koinfektion 2–20 %; bei Superinfektion 5 % | < 1 %, Schwangere bis 20 % |
| **Häufigkeit chron. Verläufe** | 0 % | 5–10 % bei Erwachsenen; 90 % bei perinataler Infektion | 50–80 % | Bei Koinfektion 5 %; bei Superinfektion 70–90 % | 0 % (nach Organtransplantation chron. Verläufe beschrieben) |

| | | | | | |
|---|---|---|---|---|---|
| **Verlauf der chron. Infektion** | – | 70–90 % gering aktiv, 10–30 % hoch aktiv, spont. Ausheilung 1 %/J | 70 % erhöhte GPT, 30 % normale GPT | Wie HBV | – |
| **Leberzirrhose** | 0 % | 20 % der chron. Infizierten | 20 % der chron. Infizierten (50 % Leberfibrose) | 30–60 % der chron. Infizierten | 0 % (nach Organtransplantation Zirrhose beschrieben) |
| **Hepatozelluläres Karzinom** | 0 % | Risiko 2–7 %/J | Risiko 1–4 %/J | Risiko 2–7 %/J | 0 % |

## 14.3.1 Hepatitis-A-Diagnostik

| | HAV-IgM-AK | HAV-IgG-AK |
|---|---|---|
| **Auftreten nach Infektion** | Mit Beginn der Krankheitssymptome | |
| **Persistenz** | 3–6 Mon. | Meist lebenslang |
| **Bedeutung** | Beweist frische HA | Frische od. durchgemachte HA od. Z.n. Impfung |

Bei V.a. kürzlich erfolgte HA-Infektion ist der Nachweis von HAV-Ag im Stuhl möglich (positiv 1–2 Wo. vor bis 3–6 Wo. nach Erkrankungsbeginn).

## 14.3.2 Hepatitis-B-Diagnostik

Bei V.a. Infektion und negativer Serologie Kontrollen bzw. direkter Nachweis einer Virämie (Hepatitis-B-DNA mittels PCR), da Pat. ggf. infektiös!

**Serologie der Hepatitis B[13]**

| Akuität/Verlaufsform | HBs-Ag | Anti-HBc | HBe-Ag | Anti-HBe | Anti-HBs | HBV-DNA im Serum | GPT |
|---|---|---|---|---|---|---|---|
| **Akute Hepatitis[1], hoch infektiös!** | + | IgM | + | – | – | ↑↑↑ | ↑↑↑ |
| **Asymptomatischer HBV-Träger** | + | IgG | +/- | +/- | – | ↑–↑↑↑ | – |
| **Gering bis hoch aktive chron. Hepatitis, hoch infektiös!** | + | IgG | + | – | – | ↑↑↑ | ↑–↑↑↑ |
| **Gering bis hoch aktive chron. Hepatitis bei PreC-Mutante[2] (HBe-Ag-minus-Variante), hoch infektiös!** | + | IgG | – | + | – | ↑↑↑ | ↑–↑↑↑ |

| | | | | | | | |
|---|---|---|---|---|---|---|---|
| **Reaktivierte Hepatitis bei Escape-Mutante (HBs-Ag-negative Hepatitis, da Mutante vom Test nicht erkannt), hoch infektiös!** | +/- | IgG | +/- | – | +/- | ↑↑↑ | ↑–↑↑↑ |
| **Abklingende/chron. Hepatitis, gering infektiös** | + | IgG | – | + | – | ↑ | ↑ |
| **Ausgeheilte Hepatitis, sichere Immunität** | – | IgG | – | – | +/- | – | – |
| **Immunität nach Impfung[3]** | – | – | – | – | + | – | – |

*[1]bei frischer HBV-Infektion Kontrolle HBs-Ag/Anti-HBs alle 3–6 M., bis HBs-Ag negativ u. Anti-HBs > 10 U/l; [2]erhöhtes Risiko für fulminante Verläufe, rasche Progredienz zur Leberzirrhose, selten Spontanremission; [3]Anti-HBs > 100 U/l = ausreichender Schutz, bei = 100 U/l Auffrischimpfung empfohlen*

## Charakteristika und Bedeutung der HBV-Antigene und -Antikörper

| | HBs-Ag | HBe-Ag | HBc-Ag | Anti-HBs | Anti-HBe | Anti-HBc |
|---|---|---|---|---|---|---|
| **Charakteristik** | Surface-Ag, Virusoberfläche | Envelope-Ag, Viruskapsel | Core-Ag, Viruskapsel | AK gg. Surface-Ag | AK gg. Envelope-Ag | IgM + IgG-AK gg. Core-Ag |
| **Auftreten nach Infektion, Persistenz** | Nach ca. 6 Wo. (früheste HB-Marker, bereits vor Auftreten klin. Symptome) | | Nur in der Leber, nicht im Serum nachweisbar | Nach 6–8 Mon., persistieren | Nach 4–5 Mon., mehrere Mon. lang nachweisbar | IgM + IgG-AK nach 2–3 Mon. (1–mehrere Wo. nach HBs-Ag) IgM-AK: 8–12 Mon. IgG-AK: langjährig bis lebenslang |
| | Verschwinden nach ca. 5 Mon. bzw. persistieren bei chron. HBV-Inf. | ↑erschwinden nach ca. 4 Wo. bzw. persistieren bei chron. HBV-inf. | | | | |
| **Bedeutung** | ↑ bei frischer oder chron. Infektion (bei Persistenz > 6 Mon.) | ↑ während akuter Virusvermehrung, zeigt hohe Infektiosität an! | | Zeigt Rekonvaleszenz bzw. Schutz vor HBV an | Zeigt Viruselimination an wenn Anti-HBe nicht innerhalb 6 Mon. erscheint, V.a. chron. Verlauf | IgM-AK: akute Infektion; IgG-AK: frische, chron. od. ausgeheilte Infektion *Merke:* Anti-HBc-IgG pos. nach Infektion, neg. nach Impfung! |

### 14.3.3 Hepatitis-C-Diagnostik

| Test | Aussage |
|---|---|
| **HCV-ELISA**<br>= Suchtest | • AK-Bildung frühestens nach 4–6 Wo. i.d.R. nach 2–6 Mon., daher immer diagnostische Lücke!<br>• Tests können nicht zwischen akuter/chron. (infektiöser) und ausgeheilter (nicht infektiöser) HC unterscheiden! |
| **HCV-Immunoblot**<br>= Bestätigungstest | |
| **HCV-PCR** | • HCV-RNS ab Zeitpunkt der Infektion nachweisbar<br>• Einzige Methode zum Nachweis einer aktiven u. infektösen Hep. C |

### 14.3.4 Hepatitis-D-Diagnostik

Hepatitis D **nur bei gleichzeitiger HBV-Infektion** möglich!

| HBV-Marker | | HDV-RNA | Anti-HDV-IgM | Anti-HDV-IgG | Aussage |
|---|---|---|---|---|---|
| HBs-Ag | Anti-HBc-IgM | | | | |
| + | - | + | + | 4 Wo. nach Erkr.-Beginn ↑ | Superinfektion eines HBs-Ag-Trägers mit HDV (häufiger) |
| + | + | + | + | 4–6 Mon. nach Erkr.-Beginn ↑ | Simultaninfektion mit HBV + HDV (seltener) |
| + | +/- | + | - | - | Frische HDV-Infektion, noch seronegativ |
| + | - | - | +/- | + | Kürzlich ausgeheilte HDV od. chron. HDV-Infektion |
| - | - | + | +/- | - | Massive Virämie des HDV kann vorübergehend Replikation des HBV hemmen, dann kein serolog. HBV-Nachweis möglich |

### 14.3.5 Hepatitis-E-Diagnostik

- **HEV-AK:** erst ab 2.–4. Erkrankungswoche und nur bei 80–90 % der Erkrankten pos.
- **HEV-PCR:** Nachweis einer frischen, infektösen Hepatitis E im Stuhl oder Serum

**Beachte:** Bei Schwangeren oft fulminante Verläufe, daher ist von Reisen in Endemiegebiete (Nordafrika und Vorderasien) abzuraten! HEV in Mitteleuropa selten, aber zunehmend.

# 15 Chronische Hepatitiden[14, 15, 16]

Chron. Hepatitiden sind eine ätiologisch heterogene Gruppe entzündlicher Lebererkrankungen, die > 6 Mon. ohne Abheilungstendenz persistieren. Ätiologie:
- Viral: HBV, HDV, HCV, selten HEV bei Immunsuppression
- Medikamentös/toxisch: am häufigsten alkoholbedingt
- NASH (nichtalkoholische Steatohepatitis)
- Autoimmun: klassische "lupoide" Hepatitis, LKM-pos. Hepatitis, SLA-pos. Hepatitis, IgG4-assoziierte Hepatitis, PBC, PSC
- Metabolisch (hereditär): Hämochromatose, M. Wilson, $\alpha_1$-Antitrypsin-Mangel

**Klassifizierung chronischer Hepatitiden**
- Erste Stelle: Ätiologie
- Zweite Stelle: klinisch-chemische Aktivität (minimal, mild, mäßig, schwer)
- Dritte Stelle: Ausmaß der Fibrose (keine bis mild/geringradig bis mäßig/mittelgradig bis schwer/hochgradig), ggf. Zirrhose

Bsp.: chron. Hepatitis C mit milder entzündlicher Aktivität und mittelgradiger Fibrose

## 15.1 Klinik

Häufig nur unspezifische Symptome wie Abgeschlagenheit, Müdigkeit oder Druckgefühl im re. Oberbauch, Pat. können auch völlig beschwerdefrei sein. Beachte: Müdigkeit wird bei Lebererkr. als häufigstes Symptom angegeben!
- Evtl. Appetitlosigkeit, Leberhautzeichen, Arthralgien
- Im entzündlichen Schub evtl. Ikterus
- Bei PBC/PSC: Ikterus, Pruritus, Gewichtsverlust, bei PBC auch Maldigestion mit Steatorrhoe

## 15.2 Diagnostik

- **Labor**: Leberwerte, Hepatitis-Serologie, AK-Bestimmung, IgG ↑ (autoimmune Hep.), bei viraler Hepatitis Suche nach Koinfektionen (ggf. HAV, HBV, HVC, HIV), AFP bei erhöhtem Risiko für Leberzellca. (HCC, z.B. bei Zirrhose, langjährig hoher Virämie)
- **Bildgebung**: Abdomen-Sono, ggf. MRCP bei PSC
- Ggf. **Endoskopie**: ERCP (Methode der Wahl bei PSC)
- Ggf. **Biopsie** (Staging und Grading der Hepatitis, bei unklarer Therapieindikation)

| **Verlaufs- bzw. Therapiekontrolle bei chron. Hepatitis B** | |
|---|---|
| Intervalle | • Anfangs bzw. unter Therapie alle 3 Mon., später alle 6-12 Mon (je nach klin. Aktiv.)<br>• Bei Leberzirrhose alle 6 Mon. |
| Parameter | • Klin. Chemie: GPT, GOT, γGT, aP, Bilirubin, BB, Gerinnungsstatus, Quick, Albumin, ChE<br>• HBsAg (ggf. quantitatv) bzw. Anti-HBs (wenn HBsAg negativ)<br>• HBeAg (sofern initial positiv) bzw. Anti-HBe (wenn HBeAg negativ)<br>• Quantitative Bestimmung der HBV-DNA (Therapiemonitoring nach 4-6 Wo,. nach 12 Wo., dann alle 3-6 Mon.)<br>• Bei erhöhtem HCC-Risiko: Abdomen-Sono und ggf. AFP<br>• Ggf. Bestimmung von Resistenzmutationen im HBV-Polymerasegen (wenn kein Ansprechen oder Wiederanstieg der Virämie unter Nukleos[t]idanaloga) |

| Therapieüberwachung bei chron. Hepatitis C | |
|---|---|
| **Parameter** | **Zeitpunkt bzw. Intervall** |
| HCV-RNA (quant.) | • Vor Therapiebeginn (plus Bestimmung des Genotyps)<br>• Zu Wo. 4, 12, 24<br>• Zum Therapieende<br>• 12 und 24 Wo. nach Therapieende |
| BB, Transaminasen* | Wo. 2, 4, 8, 12, dann alle 4–6 Wo. bis Therapieende |
| Schilddrüsenfkt. | alle 12 Wo. sowie bei klin. Verdacht |
| *Ggf. weitere Parameter (z.B. Leberwerte, Nierenwerte) oder engmaschigere Kontrollen bei Komplikationen bzw. Risikopatienten | |

## 15.3 Therapie

Allgemeinmaßnahmen: Meiden potenzieller Lebernoxen (Medikamente, Alkohol), Impfung gegen HAV/HBV (sofern Pat. nicht mit diesen Viren infiziert ist/war), bei entzündlichen Schüben Schonung, ggf. Bettruhe

### 15.3.1 Therapie der chronischen Hepatitis B[14]

**Therapiealgorithmus**

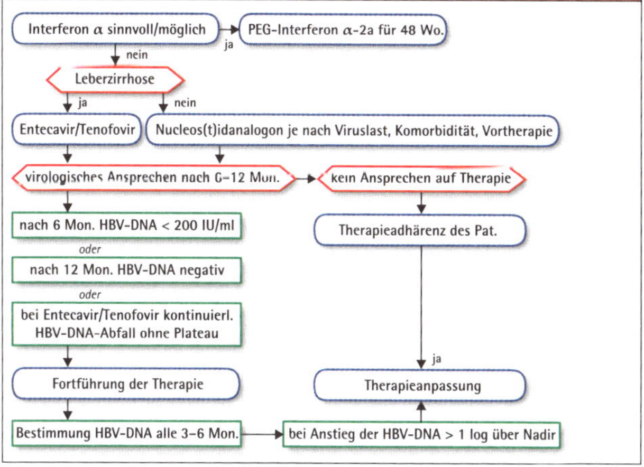

**Therapieindikation:** immer bei Leberzirrhose, sofern HBV-DNA positiv; HBV ohne Leberzirrhose, wenn HBV-DNA > 2.000 IU/ml und

- GPT wiederholt ↑ oder
- histolog. Score > A1/F1 (> minimale entzündl. Aktivität bzw. > geringe Fibrose) oder
- zusätzliche extrahepatische Manifestationen (z.B. Kryoglobulinämie, Vaskulitis, Glomerulonephritis, Polyarteriitis nodosa) oder
- erhöhtes Risiko für ein hepatozelluläres Karzinom

Sofern akut keine Therapieindikation besteht, Monitoring alle 6-12 Mon.

**Faktoren, die für eine Therapie mit (PEG)-Interferon α sprechen**

- Transaminasen ≤ 2-fach erhöht (ideal bei Erhöhung > 5-fach)
- HBV-DNA < $10^8$ IU/ml
- HBV-Genotyp A (andere Genotypen sind bei ansonsten für Interferon α sprechende Faktoren kein Ausschlussgrund)
- Wunsch des Patienten

**Kontraindikation für (PEG)-Interferon α**

Schwangerschaft, Stillzeit, Leberzirrhose Child B/C

**Bei Koinfektion:**

- HBV + HCV ⇒ s. Therapie der chron. Hepatitis C
- HBV + HDV ⇒ s. Therapie der chron. Hepatitis D
- HBV + HIV ⇒ ggf. HBV-Therapie im Rahmen der HAART, ansonsten (PEG)-Interferon α und Nukleos(t)idanaloga

**Therapieanpassung bei Resistenzentwicklung oder nicht ausreichendem Ansprechen unter Nukleos(t)idanaloga-Monotherapie**

| Eingesetztes Nukleos(t)idanalogon | Wechsel auf |
|---|---|
| Lamivudin | • Tenofovir<br>• (Entecavir)[1] |
| Adefovir[2] | • Tenofovir<br>• Entecavir |
| Entecavir | Tenofovir |
| Telbivudin | • Tenofovir<br>• (Entecavir)[1] |
| Tenofovir[3] | • Entecavir oder<br>• zusätzliche Gabe von Lamivudin, Telbivudin oder Entecavir |

[1]wenn Resistenz ausgeschlossen ist und Einsatz von Tenofovir nicht möglich/sinnvoll; [2]nicht mehr zur Primärtherapie empfohlen; [3]bislang keine Resistenzen bekannt

**Therapieende**

- Bei HBeAg-positiver wie -negativer Hepatitis: Therapie mindestens noch für 12 Mon. nach Serokonversion auf Anti-HBe fortführen, keine HBV-DNA mehr nachweisbar; ggf. Langzeittherapie

- Nach Abschluss einer immunsuppressiven Behandlung (zur Prophylaxe/Therapie einer Reaktivierung): Fortführung der Therapie mit einem Nukleos(t)idanalogon für 6-12 Mon. (bevorzugt 12 Mon.)

### 15.3.2 Therapie der chronischen Hepatitis D

Therapieindikation bei signifikanter HBV-Replikation ⇒ intensive antivirale Therapie der HBV-Infektion (bevorzugt Adefovir), PEG-Interferon $\alpha$-2a für $\geq$ 12 Mon. (möglichst 24 Mon.)

### 15.3.3 Therapie der chronischen Hepatitis C[15]

Jede chronische HCV-Infektion sollte frühzeitig behandelt werden, sofern keine Kontraindikationen bestehen.

- Re-Therapie bei Relapse (virologischer Rückfall nach zunächst erfolgreicher Vortherapie); abwartendes Verhalten gerechtfertigt bei asymptomatischen Pat. mit HCV-Genotyp-1-Infektion und geringer Krankheitsaktivität
- Re-Therapie bei Nonresponse (fehlendes Ansprechen auf Vortherapie), sofern keine adäquate Standardtherapie (PEG-Interferon $\alpha$ + Ribavirin, empfohlene Dosierung und Therapiedauer) durchgeführt wurde; bei Nonresponse nach lege artis durchgeführter Standardtherapie Re-Therapie nur in Ausnahmefällen

Standardtherapie der HCV-Infektion:

- PEG-Interferon $\alpha$-2a (Pegasys®) 180 µg/Wo. s.c. oder
- PEG-Interferon $\alpha$-2b (PegIntron®) 1,5 µg/kg KG/Wo. s.c. plus
- Ribavirin 15 mg/kg KG p.o. in 2 Tagesdosen (bei Genotyp 2/3: 12-15 mg/kg KG p.o. in 2 Tagesdosen)

Diese Therapieempfehlungen entsprechen der aktuellen S3-Leitlinie von 2010. Jüngste wissenschaftliche Erkenntnisse lassen eine Aktualisierung der Therapieempfehlungen für HCV vom Genotyp 1 erwarten. Die Ergänzung der Standardtherapie durch einen direkt antiviral wirksamen HCV-Proteaseinhibitor (z.B. Telaprivir, Boceprevir) führte in Studien zu einem signifikant höheren dauerhaften virologischen Ansprechen (auch bei bisher erfolglos vorbehandelten Pat.).

**Therapiedauer und Indikation zum Therapieabbruch in Abhängigkeit von HCV-Genotyp und Viruslast, Komorbidität und Vorbehandlung**

| Therapiedauer | bei |
|---|---|
| 16 Wochen | Genotyp 2/3<br>• Ohne fortgeschrittene Fibrose/Zirrhose plus<br>• HVC-RNA vor Therapiebeginn < 800000 IU/ml plus<br>• HVC-RNA in Wo. 4 < 12-15 IU/ml |

| | |
|---|---|
| 24 Wochen | • Genotyp 2/3 mit HVC-RNA in Wo. 4 < 12–15 IU/ml<br>• Genotyp 1/4/5/6 mit HVC-RNA vor Therapiebeginn < 600000 IU/ml, HVC-RNA in Wo. 4 < 12–15 IU/ml und ohne negative Prädiktoren (z.B. fortgeschrittene Fibrose/Zirrhose, Insulinresistenz)<br>• Koinfektion HIV + HCV, Genotyp 2/3, ohne fortgeschrittene Fibrose/Zirrhose mit HVC-RNA vor Therapiebeginn < 400000 IU/ml u. HVC-RNA in Wo. 4 < 12–15 IU/ml |
| 48 Wochen | • Genotyp 2/3 mit HVC-RNA in Wo. 12 ≥ 2 log-Abfall<br>• Genotyp 1/4/5/6 mit HVC-RNA vor Therapiebeginn > 600000 IU/ml und HVC-RNA in Wo. 12 < 12–15 IU/ml<br>• Genotyp 1/4/5/6 mit HVC-RNA vor Therapiebeginn < 600000 IU/ml, HVC-RNA in Wo. 4 > 12–15 IU/ml, in Wo. 12 < 12–15 IU/ml<br>• Re-Therapie bei Relapse, unabhängig vom Genotyp, sofern nicht Slowresponder (Ansprechen bei Ersttherapie erst in Wo. 24) |
| | • Koinfektion HBV + HCV, unabhängig vom Genotyp (nur wenige uneinheitliche Studien, ggf. Therapiedauer 12 Mon., ggf. im Anschluss daran spezifische HBV-Therapie mit Nukleos(t)idanalogon)<br>• Koinfektion HIV + HCV, Genotyp 1/4/5/6, ohne fortgeschrittene Fibrose/Zirrhose mit HVC-RNA vor Therapiebeginn < 400000 IU/ml und HVC-RNA in Wo. 4 < 12–15 IU/ml<br>• Koinfektion HIV + HCV, Genotyp 2/3, mit HVC-RNA vor Therapiebeginn > 400000 IU/ml u./od. HVC-RNA in Wo. 4 > 12–15 IU/ml |
| 72 Wochen | • Genotyp 1/4/5/6 mit HVC-RNA in Wo. 4 und 12 > 12–15 IU/ml, in Wo. 24 < 12–15 IU/ml<br>• Koinfektion HIV + HCV, Genotyp 1/4/5/6, mit HVC-RNA vor Therapiebeginn > 400000 IU/ml u./od. HVC-RNA in Wo. 4 > 12–15 IU/ml<br>• Re-Therapie bei Relapse, unabhängig vom Genotyp, bei Slowrespondern<br>• Re-Therapie bei Nonrespondern, unabhängig vom Genotyp |
| **Therapieabbruch** | |
| Woche 12 | • Genotyp 2/3 mit HVC-RNA in Wo. 12 < 2 logAbfall<br>• Genotyp 1/4/5/6 mit HVC-RNA in Wo. 12 < 2 logAbfall bzw. > 30000 IU/ml<br>• Re-Therapie bei Relapse oder Non-Respondern, unabhängig vom Genotyp, mit HVC-RNA in Wo. 12 positiv (> 12–15 IU/ml), sofern nicht Slow-Responder (Ansprechen bei Ersttherapie erst in Wo. 24)<br>• Koinfektion HIV + HCV, unabhängig vom Genotyp, mit HVC-RNA in Wo. 12 < 2 logAbfall |
| Woche 24 | • Genotyp 1/4/5/6 mit HVC-RNA in Wo. 24 positiv (> 12–15 IU/ml)<br>• Re-Therapie bei Relapse oder Non-Respondern, unabhängig vom Genotyp, mit HVC-RNA in Wo. 24 positiv (> 12–15 IU/ml) |

### 15.3.4 Therapie der Autoimmunhepatitis (AIH)[16]

Frühzeitige Therapie auch bei milden Formen; Therapieziel: Normalisierung der Transaminasen und der IgG-Konzentration

- Remissionsinduktion: initial Prednisolon 40–60 mg/d für 2 Wo., ggf. nach 2 Wo. Kombination mit Azathioprin (1–2 mg/kg KG/d); Dosisreduktion um 10 mg Prednisolon pro Wo. bis zur Erhaltungsdosis von 5–10 mg/d; ggf. alternativ statt Prednisolon Budesonid 3x 3 mg/d (weniger Glukokortikoid-spezifische Nebenwirkungen)
- Remissionserhaltung: nach Remissionsinduktion Azathioprin 1 mg/kg KG/d plus Prednisolon 2,5–10 mg/d; nach 1 J evtl. Monotherapie mit Azathioprin 1–2 mg/kg KG/d, unter engmaschiger Kontrolle der Transaminasen später evtl. Reduzierung der Azathioprindosis möglich; Ausschleichen der Erhaltungstherapie frühestens nach 3–5 J stabiler Remission, zu > 80 % jedoch lebenslange Erhaltungstherapie notwendig
- Therapierefraktäre AIH: in 10–15 % der Fälle kein Ansprechen auf Azathioprin, dann alternativ Ciclosporin, Tacrolimus oder Mycophenolat Mofetil

Bei therapierefraktärer und progredienter AIH Indikation zur Lebertransplantation, in 10–30 % Rezidiv der AIH

### 15.3.5 Therapie der primär biliären Zirrhose (PBC)[16]

Ursodeoxycholsäure (UDCA) 15 mg/kg KG/d bessert Ikterus und Prognose; symptomatische Therapie:

- Pruritus: Colestyramin 1–2 Btl./d (3 h zeitversetzt zu UDCA), ggf. Antihistaminika
- Osteoporoseprophylaxe: Kalzium 2 x 500 mg/d plus Vit. D 1000 IE/d
- Ggf. Substitution der Vit. A, D, E, K
- Bei Maldigestion: fettarme Diät, MCT-Fette, Substit. von Lipase zu den Mahlzeiten

Ggf. Lebertransplantation bei terminaler Leberzirrhose (kurativ in 80 % der Fälle)

### 15.3.6 Therapie der primär sklerosierenden Cholangitis (PSC)[16]

- Bisher keine Therapie mit lebensverlängerndem Effekt bekannt; Ursodeoxycholsäure (15 mg/kg KG/d) bessert Cholestaseparameter; symptomatische Therapie wie bei PBC
- Ggf. endoskopische Dilatation/Stenteinlage bei Gallengangsstenosen, bei bakterieller Cholangitis Antibiose
- Im Terminalstadium Lebertransplantation mit sehr guter Prognose

### 15.3.7 Therapie der alkoholischen Fettleberhepatitis (ASH)

Keine wirksame medikamentöse Therapie bekannt, Versuch mit Prednison bei schwerer Alkoholhepatitis; strikte Alkoholkarenz

### 15.3.8 Therapie der nichtalkoholischen Fettleberhepatitis (NASH)

Normalisierung von BZ und Lipidstatus, bei Adipositas schonende Gewichtsreduktion (Crash-Diät kann NASH verschlechtern!), Alkoholkarenz

# 16 Leberrundherd

Leberrundherde, die als Zufallsbefund bei einer Abdomen-Sonografie entdeckt werden, sind häufig (fokale Leberläsionen bei ca. 5 % der Gesamtbevölkerung). In den meisten Fällen sind die Pat. asymptomatisch und auch Laborwerte helfen bei der Abklärung oft nicht weiter (Ausnahme: AFP bei V.a. hepatozelluläres Karzinom, Serologie bei V.a. Echinokokkose oder Amöbenabszess, ggf. Entzündungs- bzw. Cholestaseparameter).

**Häufigste benigne Leberrundherde**

- Fokale Fettverteilungsstörungen
- Zysten
- Hämangiome
- Fokal noduläre Hyperplasie
- Regeneratknoten bei Leberzirrhose

**Metastasen** sind mit 45 % die **häufigsten malignen Leberrundherde**, während primäre Lebertumoren selten sind (Inzidenz 1–3/100.000/J).

**Sono-Befund und weiteres Vorgehen bei den häufigsten Leberrundherden**

| Diagnose | Häufigkeit | Sono-Befund | Klinik | Weitere diagnostische Schritte bei Verdacht |
|---|---|---|---|---|
| *Echofreie bis echoarme Läsion* | | | | |
| **Blande Leberzyste** | 1–20 %, v.a. bei Pat. > 45 J | Rundlich/oval, fehlende Kapsel, glatter Rand, kein Inhalt, dorsale Schallverstärkung | Meist asymptomatisch, sofern nicht wg. Zystengröße andere Strukturen verdrängt werden | i.d.R. sichere Diagnose durch Ultraschall möglich, keine weitere Diagnostik |
| **Echinococcus-Zyste** | Selten | **E. cysticus:** Kapsel, evtl. Wandverkalkung, Tochterzysten mit Doppelkontur der Wand, Binnenechos durch Debris, „Wasserlilienzeichen" **E. alveolaris:** ohne Kapsel, wie infiltrierender Tumor wachsend | Meist unspezifisch, Pat. aus Endemiegebiet mit Tier-/Naturkontakt (Jäger, Tierarzt, Landwirt, Hundehalter) | Serologie (in 80 % positiv) |

| | | | | |
|---|---|---|---|---|
| **Eingeschmolzener Abszess** | Selten, v.a. 40.–70. Lj. (anamnest. häufig Z.n. ERCP/Punktion, Gallenwegsaffektion) | Relativ scharf begrenzter Rundherd, Debris, Gaseinschlüsse, Spiegelbildung; häufig zusätzl. Pleuraerguss re. | Fieber, Oberbauchschmerzen, Abgeschlagenheit, Inappetenz, Übelkeit, Erbrechen | Ggf. Kontrastmittelultraschall, CT/MRT |
| **Amöbenabszess** | Selten (anamnest. Auslandsaufenthalt) | | | Amöben-Serologie (hoch sensitiv), evtl. Stuhl auf Amöben |
| **Nekrotische Metastase** | s.u. | Zystische Struktur durch zentrale Einschmelzung | s.u. | s.u. |
| **Caroli-Syndrom*** | Sehr selten, F > M | Keine Kapsel, Detritus, Sludge oder Konkremente in den erweiterten Gallengängen | Cholelithiasis, rez. Koliken, bakterielle Cholangitiden, evtl. Symptome der portalen Hypertension | Diagnosesicherung durch ERCP |
| *Echogleiche bis schwach echogene Läsion* | | | | |
| **Fokale Minderverfettung** | Fokale Fettverteilungsstörg. häufigster Pseudotumor der Leber | Variabel, meist polyzyklische, scharf begrenzte echoarme Bezirke ohne atyp. Vaskularisation | Asymptomatisch, Pat. mit Adipositas, metabolischem Syndrom, Diabetes | Meist Diagnose anhand Ultraschallbefund, ggf. Kontrastmittelultraschall/CT |
| **Metastase** | Bei bekanntem Tumorleiden 20–45 %, ansonsten ca. 4–5 % | Bei Wachstum zentrale Echoverstärkung („bulls eye"), echoarmer Halo, selten Verkalkungen | Am häufigsten bei Primär-Tu in Lunge, Kolon, Pankreas, Mamma, Magen | KM-Ultraschall, CT/MRT nach KM-Gabe (kein Dichteangleich zum umgebenden Lebergewebe), evtl. PFT, ggf. Tumormarker (je nach Primärtumor), bei unbek. Primarius Biopsie |
| **Fokal noduläre Hyperplasie** | 2–3 %, F : M = 4 : 1 (20–50 J) | Sehr variable Echogenität, evtl. zentraler Gefäßnabel mit radspeichenartig nach außen führenden Gefäßen (Radspeichenmuster) | Meist asymptomatisch | Farbduplex und Power-Doppler oder Kontrastmittelultraschall, ggf. Kontrastmittel-CT/MRT |
| **Leberzelladenom** | Selten, F : M = 9 : 1 (15–45 J, Einnahme von Kontrazeptiva) | Variable Echogenität, relativ unspezifisch, glatt begrenzt, zirkuläre Hypervaskularisation | Meist asymptomatisch | |

| | | | | |
|---|---|---|---|---|
| **Frischer Abszess** | Selten, v.a. 40.–70. Lj. | Unterscheidet sich kaum vom Lebergewebe, kann Tu imitieren | s.o. | s.o. |
| **Hepatozelluläres Karzinom (HCC)** | Bei Zirrhose Lebenszeitrisiko 5–60 % (je nach Zirrhoseursache), M : F = 2,5 : 1, ansonsten in Europa selten | Im Frühstadium echoarm, im Spätstadium echoreich mit echoarmem Randsaum | Erst im Spätstadium Oberbauchschmerzen, Gewichtsverlust, Aszites | AFP (in 70–90 % ↑, doch nur in 50–70 % > 250 ng/ml), MRT/CT, ggf. Biopsie |
| *Echoreiche Läsion* | | | | |
| **Fokale Mehrverfettung** | Fokale Fettverteilungsstörung, häufigster Pseudotumor der Leber | Variabel, meist polyzyklische, scharf begrenzte echoreiche Bezirke ohne atypische Vaskularisation | Asymptomatisch, Pat. mit Adipositas, metabolischem Syndrom, Diabetes | s.o. |
| **Metastase** | s.o. | s.o. | s.o. | s.o. |
| **Hämangiom** | 0,5–20 % | Scharfe Begrenzung, homogen („weißer Tumor"), bei größeren Hämangiomen irreguläre Binnenstruktur, leichte dorsale Schallverstärkung | Meist asymptomatisch | Meist typischer Ultraschallbefund, ggf. Kontrastmittelultraschall oder Angio-CT (Irisblendenphänomen) |
| **HCC** | s.o. | s.o. | s.o. | s.o. |
| **Cholangiokarzinom (CCC)** | Seltener als HCC | Strangförmig infiltrierende Struktur, echoarmer Randsaum, dilatierte Gallengänge | Erst im Spätstadium Ikterus, Oberbauchschmerzen, Gewichtsverlust, Juckreiz, Cholangitis | Zentrales CCC: ERC/MRC, Bürstenzytologie, Biopsie; Peripheres CCC: CT/MRT, Biopsie |
| ** zystisch erweitere Gallengänge und angeborene Leberfibrose* | | | | |

**Abbott Arzneimittel GmbH,** Hans-Böckler-Allee 20, 30173 Hannover

**Kreon® 10 000 Kapseln / Kreon® 25 000 / Kreon® 40 000 / Kreon® für Kinder / Kreon® Granulat**

**Wirkstoff:** Pankreatin; **Zusammensetzung:** Jeweils eine magensaftresistente Hartkapsel (Kapsel mit magensaftresistenten Pellets) enthält Kreon® 10 000 Kapseln: 150 mg Pankreas-Pulver vom Schwein, entsprechend lipolytische Aktivität: 10 000 Ph. Eur.-E., amylolytische Aktivität: mind. 8 000 Ph. Eur.-E., proteolytische Aktivität: mind. 600 Ph. Eur.-E.; Kreon® 25 000: 300 mg Pankreas-Pulver vom Schwein, entsprechend lipolytische Aktivität: 25 000 Ph. Eur.-E., amylolytische Aktivität: mind. 18 000 Ph. Eur.-E., proteolytische Aktivität: mind. 1 000 Ph. Eur.-E.; Kreon® 40 000: 400 mg Pankreas-Pulver vom Schwein, entsprechend lipolytische Aktivität: 40 000 Ph. Eur.-E., amylolytische Aktivität: mind. 25 000 Ph. Eur.-E., proteolytische Aktivität: mind. 1 600 Ph. Eur.-E.; Eine Messlöffelfüllung (100 mg) mit magensaftresistentem Granulat Kreon® für Kinder enthält 60,12 mg Pankreas-Pulver vom Schwein, entsprechend lipolytische Aktivität: 5 000 Ph. Eur.-E., amylolytische Aktivität: 3 600 Ph. Eur.-E., proteolytische Aktivität: 200 Ph. Eur.-E.; ein Beutel mit 499 mg magensaftresistentem Granulat Kreon® Granulat enthält 300 mg Pankreas-Pulver vom Schwein, entsprechend lipolytische Aktivität: 20 800 Ph. Eur.-E., amylolytische Aktivität: 20 800 Ph. Eur.-E., proteolytische Aktivität: 1 250 Ph. Eur.-E.; **Sonstige Bestandteile:** Cetylalkohol, Triethylcitrat, Dimeticon 1000, Macrogol 4000, Hypromellosephthalat; Die Kapseln enthalten zusätzlich: Gelatine, Natriumdodecylsulfat, Titandioxid, Eisen(III) oxid, Eisen(III) hydroxid, Eisen(II,III) oxid.; **Anwendungsgebiete:** Verdauungsstörungen (Maldigestion) infolge ungenügender oder fehlender Funktion der Bauchspeicheldrüse (exokrine Pankreasinsuffizienz). Mukoviszidose zur Unterstützung der ungenügenden Funktion der Bauchspeicheldrüse. **Gegenanzeigen:** Nachgewiesene Überempfindlichkeit gegen Schweinefleisch (Schweinefleischallergie) oder einen anderen Bestandteil von Kreon®. Stark entwickelte Erkrankungsphase einer akuten Bauchspeicheldrüsenentzündung und akute Schüben einer chronischen Bauchspeicheldrüsenentzündung. **Nebenwirkungen:** Verdauungstrakt: Häufig: Bauchschmerzen; Gelegentlich: Verstopfung (Obstipation), Stuhlanomalien, Durchfall und Übelkeit/Erbrechen. Sehr selten: Bei Patienten mit Mukoviszidose, einer angeborenen Stoffwechselstörung, ist in Einzelfällen nach Gabe hoher Dosen von Pankreasenzymen die Bildung von Verengungen der Krummdarm/Blinddarmregion und des aufsteigenden Dickdarmes (Colon ascendens) beschrieben worden. Diese Verengungen können unter Umständen zu einem Darmverschluss (Ileus) führen. Bei Kreon® sind diese Darmschädigungen bisher nicht beschrieben worden. Sollten ungewöhnliche Magen-Darm-Beschwerden oder Änderungen im Beschwerdebild auftreten, sollte dies als Vorsichtsmaßnahme ärztlich untersucht werden, um die Möglichkeit einer Schädigung des Darmes auszuschließen. Dies betrifft besonders Patienten, die täglich über 10 000 Ph. Eur.-Einheiten Lipase pro kg Körpergewicht einnehmen. Allergische Reaktionen: Gelegentlich: Allergische Reaktionen vom Soforttyp (wie z. B. Hautausschlag, Niesen, Tränenfluss, Atemnot durch einen Bronchialkrampf) sowie allergische Reaktionen des Verdauungstraktes z. B. Durchfall (Diarrhoe), Magenbeschwerden und Übelkeit. **Stand: 05/2010**

**Abbott Arzneimittel GmbH** · Hans-Böckler-Allee 20 · 30173 Hannover · Telefon: 0511 6750-2400
e-mail: abbott.arzneimittel@abbott.com · Internet: www.kreon.de

Kreon®

Abbott
A Promise for Life

## Diagnostisches Vorgehen bei Leberrundherd bei Pat. mit Leberzirrhose[17]

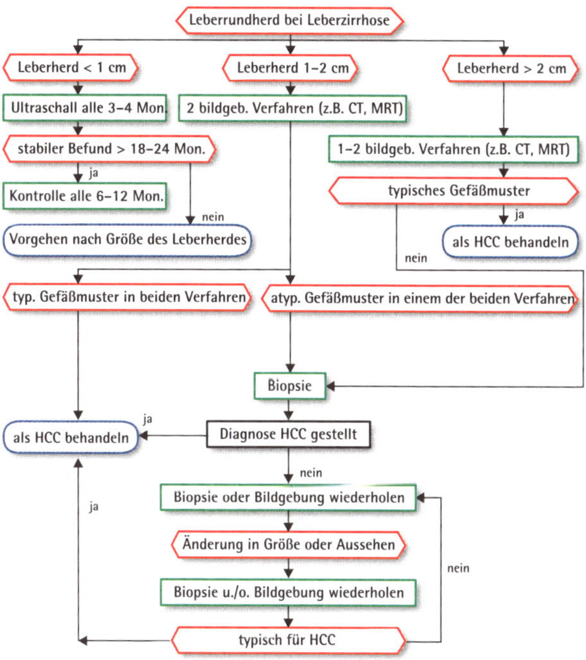

# 17 M. Crohn[18]

Schubweise verlaufende CED (Enteritis regionalis, Ileitis terminalis) mit diskontinuierlicher, segmental auftretender Entzündung aller Darmwandschichten; kann prinzipiell im gesamten GI-Trakt vorkommen, häufigste Lokalisation im terminalen Ileum und proximalen Kolon
**Inzidenz** 5/100.000/J, Erkrankungsgipfel 20.–40. Lj.
**Risikofaktoren:** positive Familienanamnese, Nikotinkonsum, Z.n. Appendektomie

## 17.1 Klinik

Vielfältige Symptome möglich!

### 17.1.1 Gastrointestinale Symptome

- **Leitsymptome:** chron. **Durchfälle** (> 6 Wo., nur selten blutig), **abdominale**, meist kolikartige Schmerzen (bei Befall des terminalen Ileums im re. Unterbauch, „Pseudoappendizitis")
- **Im akuten Schub:** Fieber (zu 35%) oder subfebrile Temperaturen
- **Weitere Symptome:** red. Allgemeinzustand, Übelkeit, Appetitlosigkeit, Gewichtsverlust (zu 54%)

### 17.1.2 Extraintestinale Symptome

- **Hautbeteiligung:** z.B. Aphthen, Erythema nodosum, Pyoderma gangraenosum, Akrodermatitis enteropathica (durch Zinkmangel)
- **Gelenkbeteiligung** (16%): Arthralgien, Mono-/Polyarthritis, ankylosierende Spondylitis (meist HLA-B27+)
- **Augenbeteiligung** (10%): z.B. Episkleritis, Uveitis/Iritis, Keratitis
- **Leberbeteiligung:** primär sklerosierende Cholangitis (seltener als bei Colitis ulcerosa)

### 17.1.3 Komplikationen

- **Fisteln**, am häufigsten perianal (16%), und anorektale Abszesse

**Beachte:** Analfisteln sind nicht selten erstes Symptom eines M. Crohn, daher ist immer eine entsprechende Diagnostik indiziert!

- **Malabsorptionssyndrom:** bei ausgedehntem Ileumbefall oder nach Ileumresektion, Gewichtsverlust, häufig Vit. $B_{12}$, Folsäure, Vit. $D_3$, Zink, Eisen ↓ (jährliche Kontrollen!), evtl. megaloblastäre Anämie, Gallensäuren-Verlust-Syndrom (Risiko für Chole- und Nephrolithiasis ↑)

- **Darmstenosen:** (Sub-)Ileussymptomatik, selten Perforation, toxisches Megakolon
- **Thromboembolien:** v.a. bei hoher Entzündungsaktivität und Befall des Kolons
- Durch Steroidtherapie induzierte Kompl.: z.B. Osteoporose, Diabetes, Glaukom, Katarakt
- **Spätkomplikationen:** selten Amyloidose, mäßig erhöhtes Risiko für Kolorektalkarzinome (v.a. bei ausgedehntem Kolonbefall oder chron. Fisteln)

### 17.1.4 Verlauf

Schubweise, jedoch sehr variabel, hohe Rezidivneigung; ca. 1/3 der Pat. hat einen chron. rezidivierenden, ein weiteres Drittel einen chron. aktiven Verlauf. Zur Beurteilung der Krankheitsaktivität existieren mehrere Indizes, der gebräuchlichste ist der CDAI (s. Tab.).

**Krankheitsaktivitätsindex: Crohn's Disease Activity Index (CDAI nach Best)[19].**
Aktivitätsindex = Summe (Wert für jedes Kriterium × Multiplikationsfaktor); eine aktive Erkrankung liegt bei einem Index von > 150 vor.

| Kriterium | | Multiplikationsfaktor |
|---|---|---|
| 1 | Anzahl der weichen Stühle in der letzten Wo. | 2 |
| 2 | Grad der Bauchschmerzen in der letzten Wo. (Summe über 1 Wo; 0 = keine, 1 = gering, 2 = mäßig, 3 = stark bis unerträglich) | 5 |
| 3 | Beeinträchtigung des Allgemeinbefindens in der letzten Wo. (Summe über 1 Wo; 0 = keine, 1 = gering, 2 = mäßig, 3 = erheblich, 4 = unerträglich) | 7 |
| 4 | Andere mit M. Crohn assoziierte Symptome in der letzten Wo.:<br>• Arthralgien/Arthritis<br>• Erythema nodosum oder Stomatitis aphthosa<br>• Fieber > 37,5°C<br>• Iritis/Uveitis, Pyoderma gangraenosum<br>• Analfissur/-fistel/-abszess, andere Fisteln | 20 |
| 5 | Notwendigkeit einer symptomat. Durchfallbehandlung in der letzten Wo. (0 = nein, 1 = ja) | 30 |
| 6 | Tastbare Resistenz im Abdomen (0 = nein, 2 = fraglich, 5 = sicher) | 10 |
| 7 | Aktueller Hämatokrit (F: 42-Hk, M: 47-Hk) | 6 |
| 8 | Gewicht nach der Formel: (1 - Gewicht/Standardgewicht) × 100 | 1 |

## 17.2 Diagnostik

- **Anamnese** (Frage nach Risikofaktoren, Reiseanamnese, infekt. Durchfälle im Umfeld, Nahrungsmittelunverträglichkeiten, Medikamentenanamnese – v.a. Antibiotika, NSAR) und **Klinik** (inkl. orale und perianale Inspektion, digital-rektale Untersuchung, Bestimmung des BMI)
- **Labor:** BSG/CRP, BB, Harnstoff, Krea, Leberenzyme, Bili, AP
  - Erstdiagnostik: Stuhl auf infektiöse Durchfallerreger und Clostridium difficile-Toxin
  - Aktivitätsabschätzung: Calprotektin oder Lactoferrin im Stuhl
  - V.a. Malabsorption: Elektrolyte, Eisen, Ferritin, Transferrin, Vit. $B_{12}$, Folsäure, ggf. Vit. $D_3$, Zink
- **Endoskopie:** Ileokoloskopie mit Biopsien aus terminalen Ileum und jedem Dickdarmsegment (typische Befunde s. Tab.), bei Erstdiagnostik oder entsprechenden Symptomen ÖGD, bei V.a. Dünndarmbefall Doppelballonenteroskopie, ggf. Kapselendoskopie
- **Histol.:** transmuraler Befall, epitheloidzell. Granulome, fibrot. Wandverdickung (Spätstadium)

| **Koloskopischer Befund bei M. Crohn** | |
|---|---|
| **Stadium** | **Befund** |
| Frühstadium | Fokale, fleckförmige Rötungen, aphtoide Schleimhautläsionen |
| Florides Stadium | Pflastersteinrelief, fokale Störung der Krypten-/Villusarchitektur, Fisteln, Fissuren |
| Spätstadium | Narben und Stenosen |

- **Bildgebende Diagnostik:** Abdomen-Sono (typisch: segmentale Darmwandverdickung, ggf. Abszesse, Fisteln, Konglomerattumoren), bei Fisteln/Abszessen auch CT oder MRT, bei Erstdiagnostik erweiterte Dünndarmdiagnostik (z.B. Hydro-MRT des Dünndarms, Enteroklysma nach Sellink)
- Ggf. Einbeziehung anderer Fachrichtungen (z.B. Augenarzt)

| **Differenzialdiagnose M. Crohn – Colitis ulcerosa** | | |
|---|---|---|
| **Kriterium** | **M. Crohn** | **Colitis ulcerosa** |
| **GI-Symptome** | Häufig Schmerzen, typisch: im re. Unterbauch | Selten Schmerzen |
| | Durchfälle nur selten blutig oder schleimig | Durchfälle fast immer blutig, häufig schleimig |
| | Fisteln typisch | Fisteln untypisch |
| | Abszesse häufig | Abszesse selten |
| **Begleitsymptome, Komplikationen** | Häufig Fieber | Selten Fieber |
| | Aphthen häufig | Aphthen untypisch |
| | PSC selten | PSC in einem Teil der Fälle |
| | Geringfügig erhöhtes Risiko für kolorektales Ca. | Krankheitsdauer > 10 J: Risikoanstieg für kolorektales Ca. 1%/J |

| | | |
|---|---|---|
| **Befall** | Diskontinuierlich, im gesamten GI-Trakt möglich | Kontinuierlich, nur Kolon |
| | Terminales Ileum bei bis zu 80% beteiligt | Ileum selten beteiligt (Back-wash-Ileitis) |
| | Rektum nur bei ca. 20% befallen | Rektum fast immer befallen |
| **Koloskopie, Histologie** | Alle Wandschichten betroffen, transmural | Nur Schleimhaut betroffen, nichttransmural |
| | Pflastersteinrelief | Pseudopolypen |
| | Epitheloidzellige Granulome, keine Kryptenabszesse | Kryptenabszesse, keine Granulome |
| | Stenosen häufig | Stenosen selten |

## 17.3 Therapie

### 17.3.1 Allgemeinmaßnahmen

Psychologische Unterstützung (Krankheitsbewältigung, Selbsthilfegruppen, ggf. Psychotherapie), Nikotinkarenz (ggf. Raucherentwöhnung), ggf. Ernährungstherapie (z.B. Sondennahrung bei Mangelernährung oder mäßiggradiger Entzündungsaktivität)

### 17.3.2 Medikamentöse Therapie der GI-Symptome

Wichtig: Vor Einleitung einer immunsuppressiven Therapie Infektionsscreening auf Hepatitis B, Tuberkulose (immunologisch + Rö-Thorax), evtl. auch auf Hepatitis C und HIV; Impfstatus überprüfen und ggf. komplettieren (wichtig: Schutz gegen Influenza und Pneumokokken)

- **Akuter Schub mit Kolitis oder Ileozökalbefall:** bei geringer bis mäßiger Aktivität bei Ileitis topisch wirksames Steroid (z.B. Budesonid 1×9), bei Kolitis Sulfasalazin p.o. (3–6 g/d, Standard: 4 × 1 g/d) oder systemische Steroide, bei distalem Befall Anwendung von 5-ASA- oder steroidhaltigen Zäpfchen, Klysmen oder Schäumen; bei Therapieversagen oder hoher entzündl. Aktivität einer Ileitis systemische Steroidtherapie (initial 1 mg Prednisolonäquivalent/kg KG/d); wenn nötig (z.B. Frührezidiv einer Kolitis), Immunsuppressiva (Azathioprin 2–2,5 mg/kg KG/d bzw. 6-Mercaptopurin [6-MP] 1,5 mg/kg KG/d, alternativ Methotrexat 25 mg/Wo. i.m. oder s.c.); bei Nichtansprechen einmalige Gabe eines TNF-α-Inhibitors (Infliximab 5 mg/kg KG i.v. oder Adalimumab 80 mg s.c.)

- **Akuter Schub mit ausgedehntem Dünndarmbefall:** systemische Steroidtherapie, bei mäßiger bis schwerer Entzündungsaktivität zusätzlich Immunsuppressiva wie Azathioprin/6-MP oder ggf. Methotrexat (Dosierung s.o.); bei Nichtansprechen TNF-α-Inhibitoren; ggf. wegen Gefahr der Mangelernährung frühzeitige enterale Ernährungstherapie
- **Akuter Schub mit Befall des oberen GI-Trakts:** bei Befall des Ösophagus primär systemische Steroidtherapie, ebenso bei Befall von Magen und/oder Zwölffingerdarm + zusätzlich PPI; v.a. bei Komplikationen (z.B. drohenden Stenosen) Einsatz von Immunsuppressiva (s.o.); ggf. Dilatationsbehandlung.
- **Steroidrefraktärer M. Crohn:** Einsatz von Immunsuppressiva (Azathioprin/6-MP, ggf. Methotrexat), alternativ bei hoher Aktivität oder zusätzlich TNF-α-Inhibitoren
- **Remissionserhaltung:** bei komplexem Krankheitsverlauf Langzeittherapie Azathioprin/6-MP; wenn nicht ausreichend wirksam, alternativ oder zusätzlich Methotrexat oder TNF-α-Inhibitoren; nach Operation ggf. 5-ASA als Rezidivprophylaxe; die Wirksamkeit von Probiotika (z.B. E. coli Nissle) zum Remissionserhalt ist nicht gesichert
- **Ggf. Schmerztherapie** mit Metamizol oder Opioiden

### 17.3.3 Medikamentöse Therapie von extraintestinalen Symptomen und Komplikationen

- **Arthritis:** bei mono- bis oligoartikulärem Befall großer Gelenke während eines akuten Schubs primär Behandlung der GI-Symptome; bei polyartikulärem Befall kleiner Gelenke, der unabhängig von der Aktivität des M. Crohn besteht, Therapie mit Sulfasalazin, Methotrexat oder – bei Nichtansprechen – TNF-α-Inhibitoren; bei axialem Befall (Spondylitis ankylosans) primär TNF-α-Inhibitoren; zusätzlich Schmerztherapie (s.o.)
- **Steroidinduzierte Osteoporose:** Substitutionstherapie mit Calcium und Vit. D, bei nachgewiesenen Frakturen Bisphosphonate
- **Primär sklerosierende Cholangitis:** Ursodeoxycholsäure 20–30 mg/kg KG/d, ggf. ERCP mit Dilatation u./od. Stenteinlage

### 17.3.4 Operative Therapie

- **Absolute OP-Indikation:** Perforation, Ileus, therapierefraktäre Blutung
- **Relative OP-Indikation:** Nichtansprechen auf medikamentöse oder endoskopische Therapiemaßnahmen, refraktärer Subileus, Stenosen, symptomatische Fisteln (enterische Fisteln mit funktionellem Kurzdarmsyndrom sind absolute OP-Indikation!), rezidivierende Abszesse, ggf. bei isoliertem Ileozökalbefall

# 18 Colitis ulcerosa[20]

Schubweise verlaufende chron. Entzündung der Dickdarmschleimhaut, die sich kontinuierlich vom Rektum nach kranial im gesamten Kolon ausbreiten kann und selten auch auf das terminale Ileum übergreift (Backwash-Ileitis)
**Inzidenz** 3–4/100.000/J, Erkrankungsgipfel 20.–40. Lj.
**Risikofaktoren:** pos. Familienanamnese; im Gegensatz zum M. Crohn wirken sich Nikotinkonsum und Z.n. Appendektomie protektiv auf Auftreten und Schweregrad aus

## 18.1 Klinik

### 18.1.1 Gastrointestinale Symptome

- **Leitsymptome: analer Blutabgang, blutige,** oft auch schleimige **Durchfälle** (> 6 Wo.), **abdominelle Schmerzen** und **Tenesmen** (schmerzhafter Stuhldrang), häufig krampfartige Entleerungen kleiner Stuhlmengen (v.a. nach dem Essen oder nachts), Gefühl der inkompletten Stuhlentleerung, Meteorismus, Stuhlinkontinenz
- Im akuten Schub reduzierter Allgemeinzustand, evtl. Fieber, Gewichtsabnahme

### 18.1.2 Extraintestinale Symptome

Entsprechen denen bei M. Crohn, wobei eine Beteiligung von Haut, Augen und Gelenken (hauptsächlich großer Gelenke) seltener auftritt als bei M. Crohn, während die **primär sklerosierende Cholangitis (PSC)** in 2–10% der Fälle und damit häufiger als bei M. Crohn vorkommt.

### 18.1.3 Komplikationen

- **Massive Hämatochezie** mit Anämie und Schocksymptomen, die ggf. eine Kolektomie notwendig machen kann
- **Toxisches Megakolon** (im schweren Schub auftretende akute Dilatation des Kolons unter dem Bild eines akuten Abdomens), seltener auch Perforation und narbige Strikturen (DD: Kolonkarzinom!)
- **Thromboembolien:** v.a. bei hoher Entzündungsaktivität
- **Durch Steroidtherapie induzierte Komplikationen:** z.B. Osteoporose, Diabetes, Glaukom, Katarakt
- **CMV-Superinfektion** (daran denken bei steroidrefraktärem Verlauf!)
- **Spätkomplikationen:** selten Amyloidose; **erhöhtes Risiko für Kolorektalkarzinome** in Abhängigkeit von Befall und Krankheitsdauer (bei Proktitis um Faktor 1,7, bei Pankolitis um Faktor 15 ↑); bei zusätzlicher PSC nochmals 5-fach erhöhtes Risiko für Kolonkarzinom und cholangiozelluläres Karzinom

### 18.1.4 Klassifikation und Verlauf

In > 80% chron. rezidivierender, schubweiser Verlauf, zu 10–15% chron. aktiver Verlauf ohne komplette Remissionen, zu bis zu 5% hochakuter Verlauf mit schwersten Durchfällen, septischen Temperaturen und Schock

Die **Klassifikation des Schweregrads** der Colitis ulcerosa erfolgt nach Truelove und Witts (s. Tab.). Weiterhin wird endoskopisch bezüglich der Ausdehnung klassifiziert, da dies unterschiedliche Therapiestrategien zur Folge hat.

- **Proktitis:** begrenzt auf das Rektum
- **Linksseitenkolitis:** Ausdehnung bis zur linken Flexur
- **Ausgedehnte Kolitis:** Ausdehnung über die linke Flexur hinaus

**Klassifikation des Schweregrads der Colitis ulcerosa nach Truelove und Witts**[21]

| Parameter | Schweregrad | | |
|---|---|---|---|
| | Mild | Mittel | Schwer |
| Stuhlfrequenz | ≤ 4 | 5–9 | ≥ 10 |
| Blutung | Gering | Intermittierend profus | Dauernd profus |
| Fieber | Afebril | 37,5–38,5°C | > 38,5°C |
| Pulsfrequenz | Normal | 80–90/min | > 90/min |
| Hämoglobin | > 10 g/dl | < 10 g/dl | < 8 g/dl |
| BSG | < 30 mm/h | > 30 mm/h | > 50 mm/h |
| Serumalbumin | Normal | 3–4 g/dl | < 3 g/dl |

## 18.2 Diagnostik

- **Anamnese** (Frage nach Risikofaktoren, Reiseanamnese, infektiöse Durchfälle im Umfeld, Nahrungsmittelunverträglichkeiten, Medikamentenanamnese – v.a. Antibiotika, NSAR) und **Klinik** (inkl. perianale Inspektion, digital-rektale Untersuchung, Bestimmung des BMI)
- **Labor:** BSG/CRP, BB, Eisen, Ferritin, Transferrin, Harnstoff, Krea, Leberenzyme, Bili, AP; bei Erstdiagnostik: Stuhl auf infektiöse Durchfallerreger + Clostridium-difficile-Toxin, zur Aktivitätsabschätzung: Calprotektin oder Lactoferrin im Stuhl
- **Endoskopie:** Ileokoloskopie mit Biopsien aus terminalen Ileum und jedem Dickdarmsegment (typische Befunde s. Tab.)
- **Histologie:** Mukosaödem, entzündliche Infiltrate (Lymphozyten, Plasmazellen), gestörte Kryptenarchitektur, typisch: Kryptenabszesse, atrophische Veränderungen (Spätstadium)

| Koloskopischer Befund bei Colitis ulcerosa | |
|---|---|
| **Aktivität/Stadium** | **Befund** |
| **Grad 1 (milde Aktivität)** | Hyperämie, punktförmige Hämorrhagien, leicht granulierte Oberfläche, weitgehend aufgehobene Gefäßzeichnung |
| **Grad 2 (mäßige Aktivität)** | Samtartige Mukosa, einzelne Ulzerationen, aufgehobene Gefäßzeichnung, erhöhte Kontaktvulnerabilität mit Blutungsneigung |
| **Grad 3 (schwere Aktivität)** | Ödematöse Mukosa, größere, konfluierende Ulzerationen, Eiter, deutliche spontane Blutungsneigung |
| **Spätstadium** | Pseudopolypen, aufgehobene Haustrierung |

- **Bildgebende Diagnostik:** Abdomen-Sono (ggf. diffuse Darmwandverdickung des Kolons); bei endoskopisch nicht passierbaren bzw. nicht eindeutig beurteilbaren Stenosen CT- oder MRT-Kolonografie
- Ggf. Einbeziehung anderer Fachrichtungen (z.B. Augenarzt)

## 18.3 Therapie

### 18.3.1 Allgemeinmaßnahmen

Psychologische Unterstützung (Krankheitsbewältigung, Selbsthilfegruppen, ggf. Psychotherapie), ggf. Ernährungstherapie (z.B. Sondennahrung oder parenterale Ernährung bei schweren Schüben)

### 18.3.2 Medikamentöse Therapie der GI-Symptome

Wichtig: Vor Einleitung einer immunsuppressiven Therapie Infektionsscreening auf Hepatitis B, Tuberkulose (immunologisch + Rö-Thorax), evtl. auch auf Hepatitis C und HIV; Impfstatus überprüfen und ggf. komplettieren (wichtig: Schutz gegen Influenza und Pneumokokken)

- **Akuter Schub einer Proktitis:** bei geringer bis mäßiger Proktitis 5-ASA als Supp., Einlauf oder Schaum (≥ 500mg/d); bei unzureichendem Ansprechen Kombination mit rektalen Steroiden (z.B. Budesonid 2mg/d) oder 5-ASA p.o. (3g/d).
- **Akuter Schub einer Linksseitenkolitis oder einer ausgedehnten Kolitis:** bei geringer bis mäßiger Kolitis 5-ASA als Einlauf oder Schaum (≥ 1 g/d) + 5-ASA p.o. ≥ 3 g/d (bei Linksseitenkolitis alleinige 5-ASA-Gabe p.o. möglich, aber weniger wirksam); bessere Compliance unter retardiert formulierter 5-ASA (MMX-Mesalazin); bei unzureichendem Ansprechen systemische Steroidtherapie (initial 0,5–1mg Prednisolonäquivalent/kg KG/d)

- **Schwere Colitis ulcerosa, unabhängig von der Ausdehnung** (> 6 blutige Durchfälle/d, Fieber, Tachykardie, Anämie, BSG > 30 mm/h): stationäre Behandlung, Glukokortikoide i.v. (initial 1mg Prednisolonäquivalent/kg KG/d); zusätzlich Ernährungstherapie, rechtzeitig Proktokolektomie in Erwägung ziehen; alternativ bei Kontraindikation von Steroiden: Infliximab i.v. (5 mg/kg KG in Wo. 0, 2 und 6, dann ggf. alle 8 Wo. als Erhaltungstherapie), Ciclosporin A i.v. (2–4 mg/kg KG/d) oder Tacrolimus (0,01–0,02 mg/kg KG/d i.v. oder 0,1–0,2 mg/kg KG/d p.o. in 2 Dosen).
- **Steroidrefraktäre Colitis ulcerosa:** Einsatz von Ciclosporin A, Tacrolimus oder Infliximab (Infliximab nicht vor Ciclosporin A bzw. Tacrolimus geben, da lange HWZ!, Dosierung s.o.); nach Ansprechen auf Ciclosporin A, Tacrolimus oder Infliximab Therapie mit Azathioprin (2–2,5 mg/kg KG/d) oder 6-Mercaptopurin (6-MP, 1–1,5 mg/kg KG/d) einleiten. Bei Zustandsverschlechterung oder ausbleibender klin. Verbesserung nach 4–7d chirurgische Therapie
- **Remissionserhaltung:** remissionserhaltende Therapie mit 5-ASA für mind. 2 J., bei Proktitis oder Befall des distalen Kolons topische Anwendung (bei Proktitis 2 × 500 mg/d oder 1 g/3 × Wo, bei Linksseitenkolitis 1 g/d oder 4 g jeden 3. d), ansonsten 5-ASA p.o. (z.B. 5-ASA als Slow-Release-Formulierung 1,5 g/d bzw. MMX-Mesalazin 2,4 g/d bzw. Olsalazin 1 g/d bzw. Sulfasalazin 2 g/d); bei schweren und häufigen Schüben Therapieeskalation, z.B. Kombination von 5-ASA oral + rektal bzw. Erhöhung der oralen 5-ASA-Dosierung bzw. Therapie mit Azathioprin (1,5–2,5 mg/kg KG/d)/6-MP (0,75–1,25 mg/kg KG/d) oder Infliximab (5 mg/kg KG alle 8 Wo.); bei steroidabhängiger Colitis ulcerosa primär Einsatz von Azathioprin oder 6-MP (Dosierung s.o.). Nutzen und Risiko der remissionserhaltenden Therapie sollten gegen eine Pankolektomie abgewogen werden.
- **Komplementärmedizinische Ansätze zum Remissionserhalt:** bei Unverträglichkeit von 5-ASA Therapie mit E. coli Nissle (Mutaflor® 2 × 100 mg/d), Curcumin (2 × 1 g/d) oder Plantago ovata (2 × 10 g/d)
- **Akuter Schub unter remissionserhaltender Therapie:** bei Gabe von 5-ASA Dosiserhöhung auf > 3 g/d; wenn nicht ausreichend, Einleitung einer systemischen Steroidtherapie (initial 1 mg Prednisolonäquivalent/kg KG/d i.v.); bei Gabe von Azathioprin oder 6-MP sofort systemische Steroide (s.o.)
- **Ggf. Schmerztherapie** mit Metamizol oder Opioiden (letztere nur im akuten Schub, Dauertherapie vermeiden!), NSAR vermeiden, da Gefahr der Schubauslösung

### 18.3.3 Medikamentöse Therapie von extraintestinalen Symptomen und Komplikationen

- **Arthritis:** Bei schubassoziierter Gelenkbeteiligung Behandlung im Rahmen der Grunderkrankung; bei peripheren Arthritiden primär Einsatz von Sulfasalazin, in schweren Fällen Methotrexat; bei schweren therapierefraktären Polyarthritiden oder Spondylarthropathie Behandlung mit TNF-α-Inhibitoren (Infliximab, Adalimumab); zusätzlich Schmerztherapie (s.o.), bei akuter Arthritis Ruhigstellung, bei chron. Arthritis Physiotherapie

- **Primär sklerosierende Cholangitis:** Ursodeoxycholsäure 15–20 mg/kg KG/d, ggf. ERCP mit Dilatation u./od. Stenteinlage
- **Manifestationen an der Haut** (Erythema nodosum, Pyoderma gangraenosum): Therapieintensivierung (Remissionsinduktion!), systemische Steroide, ggf. Immunsuppressiva
- **Manifestationen am Auge** (Uveitis, Skleritis): Therapie durch Ophthalmologen mit topischen bzw. systemischen Steroiden, ggf. Immunsuppressiva
- **Infektion mit Clostridium difficile:** Metronidazol p.o. (ggf. auch i.v.) 400–500 mg alle 8 h für 10 d, bei Therapieversagen oder schweren Verläufen Vancomycin p.o. 125 mg alle 6 h für 10 d, ggf. zusätzlich rektale Applikation (500 mg Vancomycin in 100 ml Kochsalzlösung alle 4–12 h)
- **CMV-Infektion:** Ganciclovir i.v. 5 mg/kg KG alle 12 h für ≥ 14 d (bis Nachweis einer negativen CMV-PCR)
- **Steroidinduzierte Osteoporose:** Substitutionstherapie mit Kalzium und Vit. D sowie Bisphosphonaten

### 18.3.4 Prophylaxe des kolorektalen Karzinoms

Die kumulative Karzinomrate nach 30 J liegt bei 18%!

- **Überwachungskoloskopie:** Alle 1–2 J. (möglichst während einer Remissionsphase, da Biopsate dann besser beurteilbar), bei ausgedehnter Colitis ulcerosa ab dem 8. J, bei linksseitiger oder distaler Kolitis ab dem 15. J; bei gleichzeitiger PSC jährliche Koloskopie ab dem Zeitpunkt der Diagnosestellung; bei Nachweis niedriggradiger intraepithelialer Neoplasien Kontrolle nach 3 Mon., sofern keine Proktokolektomie durchgeführt wird
- **Medikamentöse Prophylaxe:** 5-ASA/Sulfasalazin reduzieren das Karzinomrisiko, bei PSC kann Ursodesoxycholsäure (Dosierung s.o.) das Karzinomrisiko um 74% senken

### 18.3.5 Operative Therapie

Die Colitis ulcerosa ist durch Proktokolektomie heilbar, daher bei Versagen der konservativen Therapie und sich verschlechterndem AZ rechtzeitig OP-Indikation stellen!

- **Absolute OP-Indikation:** toxisches Megakolon, Perforation, therapierefraktäre Blutung, Malignomverdacht, therapierefraktärer Verlauf
- **Relative OP-Indikation:** schwere, rezidivierende Schübe u./od. sich verschlechternder AZ, Epitheldysplasien (nach externer Zweitbeurteilung), lokale oder systemische Komplikationen, Kontraindikationen gegen medikamentöse Langzeittherapie

# 19 Staging gastrointestinaler Tumoren[22]

| T = Ausdehnung des Primärtumors | |
|---|---|
| T0 | Kein Anhalt für Tumor |
| TX | Tumor nicht beurteilbar |
| Tis | Carcinoma in situ, Beschränkung auf Lamina epithelialis mucosae |
| T1 | Frühkarzinom (jedoch bereits Metastasierung möglich!), Tumor infiltriert Lamina propria, Muscularis mucosae oder Submukosa |
| T2 | Tumor infiltriert Muscularis propria |
| T3 | Tumor infiltriert Serosa* |
| T4 | Tumor infiltriert Nachbarstrukturen |
| ** extraabdomineller Ösophagus: Tumor infiltriert Adventitia* | |

| N = Lymphknotenbefall | |
|---|---|
| N0 | Kein Lymphknotenbefall |
| NX | Keine regionären Lymphknotenmetastasen feststellbar |
| N1–3 | Regionäre Lymphknotenmetastasen nach Anzahl und Lage |
| M | Fernmetastasen |
| M0 | Keine Fernmetastasen |
| M1 | Fernmetastasen vorhanden |

## 19.1 Ösophaguskarzinom und Tumoren des gastroösophagealen Übergangs

Tumoren im proximalen Magen, deren Zentrum in einem Abstand von 5 cm vom ösophagogastralen Übergang liegt und die in den ösophagogastralen Übergang hineinreichen, werden wie Ösophaguskarzinome klassifiziert.

| **TNM-Klassifikation** ICD-O C15 | |
|---|---|
| **Ösophagus/ösophagogastraler Übergang** | |
| T1 | Infiltration der Lamina propria/muscularis mucosae oder Submukosa |
| T1a | Infiltration der Lamina propria oder muscularis mucosae |
| T1b | Infiltration der Submukosa |
| T2 | Infiltration der Muscularis propria |
| T3 | Infiltration der Adventitia |
| T4 | Infiltration in Nachbarstrukturen |
| T4a | Infiltration von Pleura, Perikard oder Zwerchfell |
| T4b | Infiltration von Aorta, WK, Trachea |

| | |
|---|---|
| **N1** | 1–2 regionäre LKM |
| **N2** | 3–6 regionäre LKM |
| **N3** | > 7 regionäre LKM |

| **Stadieneinteilung (anatomisch, für Adeno- und Plattenepithelkarzinom gültig) nach UICC 2010** | | | |
|---|---|---|---|
| **Stadium 0** | Tis | N0 | M0 |
| **Stadium IA** | T1 | N0 | M0 |
| **Stadium IB** | T2 | N0 | M0 |
| **Stadium IIA** | T3 | N0 | M0 |
| **Stadium IIB** | T1, T2 | N1 | M0 |
| **Stadium IIIA** | T4a | N0 | M0 |
| | T3 | N1 | M0 |
| | T1, T2 | N2 | M0 |
| **Stadium IIIB** | T3 | N2 | M0 |
| **Stadium IIIC** | T4a | N1, N2 | M0 |
| | T4b | Jedes N | M0 |
| | Jedes T | N3 | M0 |
| **Stadium IV** | Jedes T | Jedes N | M1 |

**Für Staging obligat**
- Ösophagoskopie mit mindestens 10 Biopsien
- Endosonografie (Bestimmung der Tumordicke nur erforderlich, sofern nicht M1)
- CT/MRT Abdomen und Thorax
- PET, evtl. PET-CT (sofern verfügbar)

**Ggf. fakultativ**
- Röntgen-Breischluck
- Laryngo-/Bronchoskopie
- Oberbauch-Sono
- Skelettszintigrafie
- Koloskopie (bei geplantem Koloninterponat)

**Nachsorge**
Wert einer strukturierten Nachsorge ist nicht belegt; keine vorgegebenen Intervalle, sondern symptomorientiertes Vorgehen.

## 19.2 Magenkarzinom

Tumoren im proximalen Magen, deren Zentrum mehr als 5 cm vom ösophagogastralen Übergang entfernt liegt, oder Tumoren, deren Zentrum zwar innerhalb eines Abstands von 5 cm liegt, aber nicht in den ösophagogastralen Übergang hineinreicht, werden wie Magenkarzinome klassifiziert.

| TNM-Klassifikation | |
|---|---|
| **Magen ICD-O C16** | |
| **T1** | Infiltration der Lamina propria/muscularis mucosae/Submukosa |
| T1a | Infiltration der Lamina propria oder muscularis mucosae |
| T1b | Infiltration der Submukosa |
| **T2** | Infiltration der Muscularis propria |
| **T3** | Infiltration der Subserosa |
| **T4** | Perforation der Serosa oder Invasion von Nachbarorganen |
| T4a | Perforation der Serosa |
| T4b | Invasion von Nachbarorganen |
| **N1** | 1–2 regionäre LKM |
| **N2** | 3–6 regionäre LKM |
| **N3** | ≥ 7 regionäre LKM |
| N3a | 7–15 regionäre LKM |
| N3b | ≥ 16 regionäre LKM |
| **M1** | Fernmetastasen |

| Stadieneinteilung nach UICC 2010 | | | |
|---|---|---|---|
| **Stadium 0** | Tis | N0 | M0 |
| **Stadium IA** | T1 | N0 | M0 |
| **Stadium IB** | T2 | N0 | M0 |
| | T1 | N1 | M0 |
| **Stadium IIA** | T3 | N0 | M0 |
| | T2 | N1 | M0 |
| | T1 | N2 | M0 |
| **Stadium IIB** | T4a | N0 | M0 |
| | T3 | N1 | M0 |
| | T2 | N2 | M0 |
| | T1 | N3 | M0 |
| **Stadium IIIA** | T4a | N1 | M0 |
| | T3 | N2 | M0 |
| | T2 | N3 | M0 |
| **Stadium IIIB** | T4b | N0, N1 | M0 |
| | T4a | N2 | M0 |
| | T3 | N3 | M0 |
| **Stadium IIIC** | T4a | N3 | M0 |
| | T4b | N2, N3 | M0 |
| **Stadium IV** | Jedes T | Jedes N | M1 |

**Für Staging obligat**
- ÖGD mit 6–8 Biopsien
- Endosonografie (Bestimmung der Tumordicke nur erforderlich, sofern nicht M1)
- Abdomen-Sono
- CT/MRT Abdomen und Thorax mit Kontrastmittel

**Ggf. fakultativ**
- Skelettszintigrafie
- Staging-Laparoskopie

**Nachsorge**
Nach endoskopischer Resektion eines Frühkarzinoms Nachsorge-Endoskopie im ersten Jahr alle 3 Monate, im zweiten Jahr alle 6 Monate, danach jährlich. Darüber hinaus ist der Wert einer strukturierten Nachsorge nicht belegt. Nur symptom-orientierte Nachsorge mit Anamnese, körperlicher Untersuchung (Gewicht!), Labor (BB, Eisen, Transferrin, Transferrin-Sättigung und Vitamin $B_{12}$ i. S.)

## 19.3 GIST (Gastrointestinale Stromatumoren)

ICD-O 8936/0, 8936/1, 8936/3
**Lokalisation**
- 60–70% im Magen
- 20–30% im Dünndarm
- 10% im Kolon
- < 5% im Ösophagus

| TNM-Klassifikation | |
|---|---|
| T1 | ≤ 2 cm |
| T2 | > 2–5 cm |
| T3 | > 5–10 cm |
| T4 | > 10 cm |
| N1 | Regionäre Lymphknotenmetastasen |

| Stadieneinteilung GIST des Magens nach UICC 2010 | | | | |
|---|---|---|---|---|
| | | | | Mitoserate |
| Stadium IA | T1–2 | N0 | M0 | Niedrig |
| Stadium IB | T3 | N0 | M0 | Niedrig |
| Stadium II | T1–2 | N0 | M0 | Hoch |
| | T4 | N0 | M0 | Niedrig |
| Stadium IIIA | T3 | N0 | M0 | Hoch |
| Stadium IIIB | T4 | N0 | M0 | Hoch |
| Stadium IV | jedes T | N1 | M0 | Jede |
| | jedes T | jedes N | M1 | Jede |

| Stadieneinteilung GIST des Dünndarms nach UICC 2010 | | | | |
|---|---|---|---|---|
| | | | | **Mitoserate** |
| **Stadium I** | T1–2 | N0 | M0 | Niedrig |
| **Stadium II** | T3 | N0 | M0 | Niedrig |
| **Stadium IIIA** | T1 | N0 | M0 | Hoch |
| | T4 | N0 | M0 | Niedrig |
| **Stadium IIIB** | T2, 3, 4 | N0 | M0 | Hoch |
| **Stadium IV** | Jedes T | N1 | M0 | Jede |
| | Jedes T | Jedes N | M1 | Jede |

**Für Staging obligat**

- Endoskopie mit Biopsie
- Endosonografie (Bestimmung der Tumordicke nur erforderlich, sofern nicht M1)
- Kontrastmittelverstärktes Spiral-CT
- Mutationsanalyse des Biopsiematerials („positive c-Kit" = CD117)

**Ggf. fakultativ**

PET, PET-CT

## 19.4 Dünndarmkarzinom

| TNM-Klassifikation | |
|---|---|
| **Dünndarm ICD-O C17** | |
| **T1** | Infiltration der Lamina propria/muscularis mucosae/Submukosa |
| T1a | Infiltration der Lamina propria/muscularis mucosae |
| T1b | Infiltration der Submukosa |
| **T2** | Infiltration der Muscularis propria |
| **T3** | Invasion in Subserosa oder nichtperitoneal-isiertes perimuskuläres Gewebe (Mesenterium, Retroperitoneum) $\leq$ 2cm |
| **T4** | Perforation in viszerales Peritoneum/andere Organe/Strukturen > 2cm |
| **N1** | 1–3 LKM |
| **N2** | > 3 LKM |

| Stadieneinteilung nach UICC 2010 | | | |
|---|---|---|---|
| **Stadium 0** | Tis | N0 | M0 |
| **Stadium I** | T1a, b, T2 | N0 | M0 |
| **Stadium IIA** | T3 | N0 | M0 |
| **Stadium IIB** | T4 | N0 | M0 |
| **Stadium IIIA** | Jedes T | N1 | M0 |
| **Stadium IIIB** | Jedes T | N2 | M0 |
| **Stadium IV** | Jedes T | Jedes N | M1 |

**Für Staging obligat**
- Endoskopie, ggf. Kapselendoskopie
- Abdomen-Sono
- CT/MRT Abdomen

**Ggf. fakultativ**
- Enteroklysma nach Sellink/MR-Sellink
- Rö-Thorax
- Angiografie
- Skelettszintigrafie

## 19.5 Kolon- und Rektumkarzinom

| TNM-Klassifikation | |
|---|---|
| **Kolon und Rektum ICD-O C18-20** | |
| T1 | Infiltration der Submukosa |
| T2 | Infiltration der Muscularis propria |
| T3 | Infiltration der Subserosa/nichtperitonealisiertes perikolisches oder perirektales Gewebe |
| T4 | Invasion anderer Organe/Perforation in viszerales Peritoneum |
| T4a | Perforation in viszerales Peritoneum |
| T4b | Infiltration in Nachbarorgane oder Nachbarstrukturen |
| N1 | ≤ 3 regionäre LKM |
| N1a | 1 regionäre LKM |
| N1b | 2–3 regionäre LKM |
| N1c | Tu-Knötchen oder Satelliten, keine regionäre LKM |
| N2 | ≥ 4 regionäre LKM (mind. 12 LK) |
| N2a | 4–6 regionäre LKM |
| N2b | ≥ 7 regionäre LKM |
| M 1 | Fernmetastasen |
| M1a | Begrenzung auf 1 Organ |
| M1b | > 1 Organ oder Peritoneum |

| Stadieneinteilung Kolonkarzinom nach UICC 2010 | | | |
|---|---|---|---|
| Stadium 0 | Tis | N0 | M0 |
| Stadium I | T1, T2 | N0 | M0 |
| Stadium IIA | T3 | N0 | M0 |
| Stadium IIB | T4a | N0 | M0 |
| Stadium IIC | T4b | N0 | M0 |
| Stadium III | Jedes T | N1, N2 | M0 |
| Stadium IIIA | T1, T2 | N1a | M0 |

| | | | |
|---|---|---|---|
| | T1 | N2a | M0 |
| **Stadium IIIB** | T3, T4a | N1 | M0 |
| | T2, T3 | N2a | M0 |
| | T1, T2 | N2b | M0 |
| **Stadium IIIC** | T4a | N2a | M0 |
| | T3, T4b | N2b | M0 |
| | T4b | N1, N2 | M0 |
| **Stadium IVA** | Jedes T | Jedes N | M1a |
| **Stadium IVB** | Jedes T | Jedes N | M1b |

| **Stadieneinteilung Rektumkarzinom nach UICC 2010** | | | |
|---|---|---|---|
| **Stadium 0** | Tis | N0 | M0 |
| **Stadium I** | T1, T2 | N0 | M0 |
| **Stadium IIA** | T3 | N0 | M0 |
| **Stadium IIB** | T4a | N0 | M0 |
| **Stadium IIC** | T4b | N0 | M0 |
| **Stadium III** | Jedes T | N1, N2 | M0 |
| **Stadium IIIA** | T1, T2 | N1a | M0 |
| | T1 | N2a | M0 |
| **Stadium IIIB** | T3, T4a | N1 | M0 |
| | T2, T3 | N2a | M0 |
| | T1, T2 | N2b | M0 |
| **Stadium IIIC** | T4a | N2a | M0 |
| | T3, T4b | N2b | M0 |
| | T4b | N1, N2 | M0 |
| **Stadium IVA** | Jedes T | Jedes N | M1a |
| **Stadium IVB** | Jedes T | Jedes N | M1b |

**Für Staging Kolonkarzinom obligat**
- Digital-rektale Untersuchung
- Komplette Koloskopie mit Biopsien (ggf. bei nicht passierbarer Stenose 3–6 Mo postop)
- Abdomen-Sono, Rö-Thorax
- CEA-Bestimmung (für Verlauf)

**Ggf. fakultativ**
- Spiral-CT Abdomen und Thorax, Angio-CT der Leber
- PET/PET-CT
- CT-/MR-Kolonografie
- Skelettszintigrafie

**Zusätzlich beim Rektumkarzinom**
- Starre Rektoskopie
- Endosonografie (Bestimmung der Tumordicke nur erforderlich, sofern nicht M1)

**Ggf. fakultativ**
- CT/MRT Abdomen und Becken
- Sphinktermanometrie
- Gynäkologische Untersuchung, Zystoskopie

**Nachsorge**
- Regelmäßige Nachsorge bei Pat. mit frühem Tumorstadium (UICC I) nach R0-Resektion nicht erforderlich
- Nachsorge-Intervalle bei Pat. mit Tumoren im Stadium II und III nach UICC s. Tab.
- Nach lokaler Abtragung eines pT1-Low-Risk-Karzinoms Koloskopie nach 6, 24, 60 Mo.

**Nachsorge bei kolorektalem Karzinom (UICC II oder III)**
gemäß S3-Leitlinie „Kolorektales Karzinom" (2004/2007)

| Untersuchung | 3 | 6 | 12 | 18 | 24 | 36 | 48 | 60 |
|---|---|---|---|---|---|---|---|---|
| **Anamnese, körp. Untersuchung, CEA** | | X | X | X | X | X | X | X |
| **Koloskopie** | | X[1] | | | | X[2] | | |
| **Abdomen-Sono** | | X | X | X | X | X | X | X |
| *Nur bei Rektumkarzinom zusätzlich* | | | | | | | | |
| **Sigmoidoskopie (Rektoskopie)[3]** | | X | X | X | X | | | |
| **Spiral-CT[4]** | X | | | | | | | |

*[1] Nur erforderlich, falls präoperativ keine vollständige Koloskopie möglich war; [2] Bei unauffälligem Befund (kein Adenom oder Karzinom) Kontroll-Koloskopie in 5 J; [3] Wenn keine neoadjuvante oder adjuvante Radiochemotherapie erfolgt ist; [4] 3 Mon. nach Abschluss der tumorspezifischen Therapie (OP, adjuvante Chemo-/Strahlentherapie) als Ausgangsbefund*

## 19.6 Analkarzinom

| TNM-Klassifikation | |
|---|---|
| **Analkanal ICD-O** | |
| **T1** | ≤ 2cm |
| **T2** | > 2–5cm |
| **T3** | > 5cm |
| **T4** | Jede Größe, Infiltration in Nachbarorgane |
| **N1** | Perirektal |
| **N2** | Unilateral an A. iliaca und/oder unilateral inguinale LKM |
| **N3** | Perirektal + inguinal LMK u./o. bilateral an A. iliaca interna u./o. bilateral inguinal |

| Stadieneinteilung nach UICC 2010 | | | |
|---|---|---|---|
| **Stadium 0** | Tis | N0 | M0 |
| **Stadium I** | T1 | N0 | M0 |
| **Stadium II** | T2, T3 | N0 | M0 |
| **Stadium IIIA** | T1, T2, T3 | N1 | M0 |
| | T4 | N0 | M0 |
| **Stadium IIIB** | T4 | N1 | M0 |
| | Jedes T | N2, N3 | M0 |
| **Stadium IV** | Jedes T | Jedes N | M1 |

**Für Staging obligat**
Proktosigmoidoskopie mit Biopsien, Endosonografie (Bestimmung der Tumordicke nur erforderlich, sofern nicht M1), CT/MRT-Becken und Abdomen
**Ggf. fakultativ**
Koloskopie, Rö-Thorax

## 19.7 Hepatozelluläres Karzinom und intrahepatisches Gallengangskarzinom

| TNM-Klassifikation | |
|---|---|
| **Leber ICD-O C22** | |
| **T1** | Solitärtumor ohne Gefäßinvasion |
| **T2** | Solitärtumor, Gefäßinvasion oder multiple Tu ≤ 5 cm |
| **T3** | Multiple Tu > 5 cm o. Invasion größerer Äste der V. portae o. Vv. hepaticae |
| T3a | Multiple Tu > 5 cm |
| T3b | Infiltration größerer Äste der V. portae oder Vv. hepaticae |
| **T4** | Infiltration von Nachbarorganen außer Gallenblase oder Perforation des viszeralen Peritoneums |
| **N1** | Regionäre LKM |

| TNM-Klassifikation | |
|---|---|
| **Leber - intrahepatische Gallengänge ICD-O C22.1** | |
| **T1** | Solitärtumor ohne Gefäßinvasion |
| T2a | Solitärtumor mit Gefäßinvasion |
| T2b | Multiple Tumoren , +/- Gefäßinvasion |
| **T3** | Perforation in viszerales Peritoneum oder Invasion angrenzender Strukturen |
| **T4** | Periduktale Infiltration |
| **N1** | Regionäre LKM |

| Stadieneinteilung nach UICC 2010 | | | |
|---|---|---|---|
| **Stadium I** | T1 | N0 | M0 |
| **Stadium II** | T2 | N0 | M0 |
| **Stadium IIIA** | T3a | N0 | M0 |
| **Stadium IIIB** | T3b | N0 | M0 |
| **Stadium IIIC** | T4 | N0 | M0 |
| **Stadium IVA** | Jedes T | N1 | M0 |
| **Stadium IVB** | Jedes T | Jedes N | M1 |

**Für Staging Leberzellkarzinom obligat**
- AFP
- Abdomen-Sono
- Kontrastmittel-Sono
- Farbduplex
- Endosonografie (Bestimmung der Tumordicke nur erforderlich, sofern nicht M1)
- Spiral-CT/MRT Abdomen

**Ggf. fakultativ**
- Feinnadelbiopsie
- Rö-Thorax, Spiral-CT Thorax
- Skelettszintigrafie

**Für Staging intrahepatisches Gallengangskarzinom obligat**
- Abdomen-Sono
- Endosonografie (Bestimmung der Tumordicke nur erforderlich, sofern nicht M1)
- Kontrastmittel-CT
- ERCP oder PTC (perkutane transhepatische Cholangiografie)

**Ggf. fakultativ**
- „One stop-shop"-MRT (MRT + MRC + MR-Angio)
- PET/PET-CT

## 19.8 Extrahepatisches Gallengangs- und Gallenblasenkarzinom

| Klatskin-Tumoren (Karzinome der Hepatikusgabel, Bismuth-Klassifikation) | |
|---|---|
| **Typ I** | Tumor betrifft Ductus hepaticus communis unterhalb der Hepatikusgabel |
| **Typ II** | Tumor betrifft auch die Hepatikusgabel |
| **Typ III** | Tumor reicht auf einer Seite (Typ IIIa rechts, Typ IIIb links, jeweils andere Seite frei) bis an die Segmentabgänge heran |
| **Typ IV** | Tumor bezieht beide Hepatikushauptäste ein und dehnt sich auf die Segmentabgänge aus (keine kurative Resektion möglich) |

| TNM-Klassifikation | |
|---|---|
| **Extrahepatische Gallengänge- perihilär ICD-O C24.0** | |
| T1 | Begrenzung auf Gallengang |
| T2a | Infiltration des perifibromuskulären Bindegewebes |
| T2b | Infiltration des angrenzenden Leberparenchyms |
| T3 | Unilaterale Infiltration von V.-portae-/A.-hepatica-Ästen |
| T4 | Infiltration vom V.-portae-Hauptstamm oder -Ästen (bilat.), A. hepatica com., Gallengangsäste 2. Ordnung bilateral od. unilateral, Gallengangsäste 2. Ordnung + Äste d. V. portae/A. hepatica contralateral |
| N1 | Regionäre LKM, Ductus cyst., choledochus, A. hepatica com. |

| Stadieneinteilung Gallengangskarzinom der perihilären extrahepat. Gallengänge (Ductus hepaticus dexter/sinister, Ductus hepaticus communis) nach UICC 2010 | | | |
|---|---|---|---|
| Stadium I | T1 | N0 | M0 |
| Stadium II | T2a, b | N0 | M0 |
| Stadium IIIA | T3 | N0 | M0 |
| Stadium IIIB | T1–3 | N1 | M0 |
| Stadium IVA | T4 | Jedes N | M0 |
| Stadium IVB | Jedes T | Jedes N | M1 |

| TNM-Klassifikation | |
|---|---|
| **Extrahepatische Gallengänge – distal ICD-O C24.0** | |
| T1 | Begrenzung auf Gallengang |
| T2 | Infiltration jenseits des Gallengangs |
| T3 | Infiltration von Gallenblase, Pankreas, Duodenum, angrenzenden Organen |
| T4 | Infiltration des Truncus coeliacus oder A. mesenterica superior |
| N1 | Regionäre LKM |

| Stadieneinteilung Gallengangskarzinom der distalen extrahepatischen Gallengänge (distal der Einmündung des Ductus cysticus) nach UICC 2010 | | | |
|---|---|---|---|
| Stadium 0 | Tis | N0 | M0 |
| Stadium IA | T1 | N0 | M0 |
| Stadium IB | T2 | N0 | M0 |
| Stadium IIA | T3 | N0 | M0 |
| Stadium IIB | T1, T2, T3 | N1 | M0 |
| Stadium III | T4 | Jedes N | M0 |
| Stadium IV | Jedes T | Jedes N | M1 |

| TNM-Klassifikation Gallenblase | |
|---|---|
| **Gallenblase (C23.9) und Ductus Cysticus (C24.0)** | |
| T1 | Infiltration der Lamina propria oder Muskelschicht |
| T1a | Infiltration der Lamina propria |
| T1b | Infiltration der Muskulatur |
| T2 | Perimuskuläres Bindegewebe |
| T3 | Perforation der Serosa und/oder Infiltration der Leber und/oder eines angrenzenden Organs |
| T4 | Invasion von V. portae oder A. hepatica oder ≥ 2 extrahepatische Organe |
| N1 | LKM, inkl. Ductus cysticus, Ductus choledochus, A. hepatica com., V. portae |

| Stadieneinteilung Gallenblasenkarzinom nach UICC 2010 | | | |
|---|---|---|---|
| **Stadium 0** | Tis | N0 | M0 |
| **Stadium IA** | T1 | N0 | M0 |
| **Stadium IB** | T2 | N0 | M0 |
| **Stadium IIA** | T3 | N0 | M0 |
| **Stadium IIB** | T1, T2, T3 | N1 | M0 |
| **Stadium III** | T4 | Jedes N | M0 |
| **Stadium IV** | Jedes T | Jedes N | M1 |

**Für Staging obligat**
- Abdomen-Sono
- Endosonografie (Bestimmung der Tumordicke nur erforderlich, sofern nicht M1)
- Kontrastmittel-CT
- ERCP oder PTC (perkutane transhepatische Cholangiografie)

**Ggf. fakultativ**
- „One-stop-shop"-MRT (MRI + MRC + MR-Angio), PET/PET-CT

## 19.9 Pankreaskarzinom

| TNM-Klassifikation | |
|---|---|
| **Pankreas (exokrin) ICD-O C25** | |
| T1 | ≤ 2cm, nur Pankreas |
| T2 | > 2cm, nur Pankreas |
| T3 | Peripankreatisch, nicht entlang des Truncus coeliacus/A. mesenterica sup. |
| T4 | Entlang Truncus coeliacus oder A. mesenterica superior |
| N1 | Regionäre LKM |

| Stadieneinteilung nach UICC 2010 | | | |
|---|---|---|---|
| **Stadium 0** | Tis | N0 | M0 |
| **Stadium IA** | T1 | N0 | M0 |
| **Stadium IB** | T2 | N0 | M0 |
| **Stadium IIA** | T3 | N0 | M0 |
| **Stadium IIB** | T1–3 | N1 | M0 |
| **Stadium III** | T4 | Jedes N | M0 |
| **Stadium IV** | Jedes T | Jedes N | M1 |

**Für Staging obligat**
- Abdomen-Sono
- Endosonografie (Bestimmung der Tumordicke nur erforderlich, sofern nicht M1)
- MRT mit MRCP
- Rö-Thorax

**Ggf. fakultativ**
- ERCP, Multidetektor-CT
- CT Thorax
- Feinnadelbiopsie, Staging-Laparoskopie
- PET/PET-CT
- Skelettszintigrafie

## 19.10 Gastro-entero-pankreatische neuroendokrine Tumoren (GEP-NET)

Einteilung gemäß der funktionellen Aktivität in hormonell aktive (mit typischen klinischen Symptomen) und hormonell inaktive Tumoren (NET des Pankreas zu 70–80% hormonell aktiv, andere NET nur zu 8–10%); ICD-O C15-C26; D13

| Übersicht über die häufigsten GEP-NET | | | | | |
|---|---|---|---|---|---|
| **Tumor** | **Dignität** | **Häufigste Lokalisation** | **Leitsymptom** | **Primärdiagnostik** | **Staging** |
| *„Karzinoide" (extrapankreat. NET)* | | | | | |
| **Hormonell inaktive extrapankreat. NET** | Je nach Tumorgröße und Differenzierungsgrad | 85% GI-Trakt (v.a. Appendix, Ileum), 10% Bronchien, zu 30% multipel | Unspezifisch (evtl. Bauchschmerzen, Verdauungsstörung), später Stenosesymptome | Chromogranin A*, Endoskopie, ggf. Kapselendoskopie, Enteroklysma nach Sellink/ MR-Sellink | Somatostatinrezeptorszintigrafie (Octreotid-Scan), Abdomen-Sono, CT/MRT |

| | | | | | |
|---|---|---|---|---|---|
| **Karzinoid-syndrom** | Meist maligne (NET mit Lebermetastasen), Ausnahme: Zufallsbefund bei Appendektomie ⇒ benigne | 85% GI-Trakt (v.a. Appendix, Ileum), 10% Bronchien, zu 30% multipel | Diarrhoe, Flush, Rechtsherzinsuff. (durch Endokardfibrose), Bronchospasmen | 5-Hydroxyindolessigsäure im 24-h-Urin, Chromogranin A* | Octreotid-Scan, Histologie (Immunhistochemie), ggf. Abdomen-Sono, CT/MRT, Endosonografie** |
| *NET des Pankreas* | | | | | |
| **Insulinom** | < 10% maligne | Pankreas | Hypoglykämie | Fastentest, BZ, Insulin, C-Peptid, Chromogranin A* | Endosono, CT/MRT, Angio, Octreotid-Scan (i.d.R. keine Anreicherung!), intraop. Sono |
| **Gastrinom** (Zollinger-Ellison-Syndrom) | ca. 60% maligne | Pankreas (80%), Duodenum, Magenantrum | Therapieresist. rez. Ulzera (Magen, Duodenum, evtl. auch Jejunum) | Gastrin i. S., Sekretin-Test, Chromogranin A* | Endosonografie**, CT/MRT, Octreotid-Scan |
| **VIPom** (Verner-Morrison-Syndrom) | ca. 80% maligne | Pankreas, Retroperitoneum | Wässrige Diarrhoe, Hypokaliämie, Hypochlorhydrie | VIP*** im Plasma, Chromogranin A* | Endosonografie,** CT/MRT, Octreotid-Scan |
| **Glukagonom** | ca. 70% maligne | Pankreas | Diabetes mellitus | Glukagon i. S., Chromogranin A* | Endosono**, CT/MRT, Octreotid-Scan |

** Chromogranin A: bei > 80% der NET positiv, auch bei funktionell inaktiven Tumoren; guter Verlaufsparameter, speziell bei funktionell inaktiven Tumoren, bei Werten > 75nmol/l reduzierte Lebenserwartung; ** Bestimmung der Tumordicke nur erforderlich, sofern nicht M1; *** vasoaktives intestinales Peptid*

**Exkurs: Assoziation mit MEN**

GEP-NET sind typische Befunde bei **multipler endokriner Neoplasie (MEN)**; 3 Typen (alle autosomal dominant vererbt):

- **MEN 1** (Wermer-Syndrom): primärer Hyperparathyreoidismus (95%), Pankreastumoren (50%, v.a. Gastrinom, Insulinom), Hypophysentumoren (30%, Akromegalie, M. Cushing, Prolaktinom)
- **MEN 2a** (Sipple-Syndrom): medulläres (C-Zell)Schilddrüsenkarzinom (100%), Phäochromozytom (50%), primärer Hyperparathyreoidismus (20%)
- **MEN 2b** (Gorlin-Syndrom): wie MEN 2a (aggressives Schilddrüsenkarzinom schon im frühen Kindesalter) und Marfan-ähnlicher Habitus, Schleimhautneurinome, Ganglioneuromatose

**Staging nach UICC 2010**

- Karzinoide werden gesondert klassifiziert (s.u.)
- NET des Pankreas werden wie Pankreaskarzinome klassifiziert (s. dort)

| TNM-Klassifikation Magenkarzinoid nach UICC 2010 | |
|---|---|
| Tis | < 0,5mm begrenzt auf Mukosa |
| T1 | Lamina propria/submucosa und ≤ 1cm |
| T2 | Muscularis propria oder > 1cm |
| T3 | Subserosa |
| T4 | Perforiert Serosa; angrenzende Strukturen |

| TNM-Klassifikation Dünndarmkarzinoid nach UICC 2010 | |
|---|---|
| T1 | Lamina propria/submucosa und ≤ 1cm |
| T2 | Muscularis propria oder > 1cm |
| T3 | Jejunum, Ileum: Subserosa |
| | Ampulla Vateri, Duodenum: Pankreas bzw. Retroperitoneum |
| T4 | Perforiert Serosa; angrenzende Strukturen |

| TNM-Klassifikation Dickdarmkarzinoid nach UICC 2010 | |
|---|---|
| T1 | Lamina propria oder submukosa oder ≤ 2cm |
| T1a | ≤ 1cm |
| T1b | 1–2cm |
| T2 | Muscularis propria oder > 2cm |
| T3 | Subserosa oder perikolorektale Strukturen |
| T4 | Perforiert Serosa; angrenzende Strukturen |

| Stadieneinteilung GI-Karzinoide (außer Appendix) nach UICC 2010 | | | |
|---|---|---|---|
| Stadium I | T1 | N0 | M0 |
| Stadium IIA | T2 | N0 | M0 |
| Stadium IIB | T3 | N0 | M0 |
| Stadium IIIA | T4 | N0 | M0 |
| Stadium IIIB | Jedes T | N1 | M0 |
| Stadium IV | Jedes T | Jedes N | M1 |

# 20 Vorsorge-Endoskopie

## 20.1 Barrett-Ösophagus[1]

Der Barrett-Ösophagus (Ersatz des Plattenepithels im magennahen Ende des Ösophagus durch Zylinderepithel) ist eine **fakultative Präkanzerose** mit erhöhtem Risiko eines Adenokarzinoms, abhängig von Dysplasiegrad und Ausdehnung:

- Low-grade-IEN (intraepitheliale Neoplasie): Karzinomrisiko 18% innerhalb 4 J
- High-grade-IEN: Karzinomrisiko 34% innerhalb 4 J
- Karzinomrisiko bei Long-Segment-Barrett (LSB = Veränderungen ≥ 3cm) höher als bei Short-Segment-Barrett (SSB = Veränderungen < 3cm)

**Erstdiagnose:** Quadrantenbiopsien alle 1-2cm innerhalb der vermut. Barrett-Schleimhaut

**Vorgehen und Kontrollintervalle bei Barrett-Ösophagus***
(ÖGD mit hochauflösendem Videoendoskop)

| IEN-Grad | Therapie | Im 1. Jahr | Danach |
|---|---|---|---|
| Keine IEN, SSB (< 3cm) | Keine | 2 Kontrollen | Wenn negativ im 1. J, Kontrolle alle 4 J |
| Keine IEN, LSB (≥ 3cm) | | | Wenn negativ im 1. J, Kontrolle alle 3 J |
| Low-grade-IEN | | Alle 6 Mon. | Wenn keine Veränderung im 1. J, Kontrolle jährlich |
| Low-grade-IEN in mukosaler Erhabenheit | Endoskopische Mukosaresektion | Alle 3 Mon. | Im 2. J alle 6 Mon., danach jährlich bis zum 5. J |
| High-grade-IEN | Endosk. Mukosaresektion, photodynamische Therapie, alternativ OP | | |

* Nach akt. Studien (u.a. NEJM 2011; 365:1375-83) scheint die Inzidenz von Barrett-Karzinomen geringer als bisher angenommen. Daraus könnte sich demnächst eine Änderung der Überwachungsstrategie ergeben.

## 20.2 Kolonkarzinomvorsorge[2,3]

Risiko für kolorektales Kazinom (KRK) in der Normalbevölkerung > 40 J ca. 6%

### 20.2.1 HNPCC (hered. nichtpolypöses Kolonkarzinom-Syndrom = Lynch-Syndrom)

5% aller KRK, KRK-Risiko bei HNPCC ca. 80%, Risiko für weitere Neoplasien (z.B. Endometrium, Ovar, Magen, Urothel) erhöht, weitere Informationen s. www.hnpcc.de; Diagnosesicherung durch Gentest: wenn typische Mikrosatelliteninstabilität im Karzinomgewebe nachweisbar, molekulargenetische Untersuchung

| **Amsterdam-II-Kriterien zur Diagnose eines HNPCC**[24] | |
|---|---|
| (Alle Kriterien müssen erfüllt sein) | |
| **1.** | ≥ 3 Familienmitglieder mit histologisch gesichertem KRK oder anderen HNPCC-assoziierten Karzinomen (Endometrium, Dünndarm, Ureter/Nierenbecken) |
| **2.** | Ein Familienmitglied ist Verwandter ersten Grades der beiden anderen |
| **3.** | ≥ 2 aufeinanderfolgende Generationen betroffen |
| **4.** | ≥ 1 Patient zum Zeitpunkt der Karzinomdiagnose < 50 J |
| **5.** | FAP (familiäre adenomatöse Polyposis) wurde ausgeschlossen |
| **Überarbeitete Bethesda-Kriterien (2004)**[25] | |
| Tumoren von Patienten, die ≥ 1 der folgenden Kriterien erfüllen, sollten auf eine Mikrosatelliteninstabilität untersucht werden | |
| **1.** | KRK-Diagnose vor dem 50. Lj |
| **2.** | Diagnose von syn- oder metachronen kolorektalen oder anderen HNPCC-assoziierten Tumoren (Kolon, Rektum, Endometrium, Magen, Ovar, Pankreas, Ureter, Nierenbecken, biliäres System, Gehirn [v.a. Glioblastom], Haut [Talgdrüsenadenome und -karzinome, Keratoakanthome, Dünndarm]), unabhängig vom Alter bei Diagnosestellung |
| **3.** | KRK-Diagnose vor dem 60. Lj mit typischer Histologie eines MSI-H-Tumors (tumorinfiltrierende Lymphozyten, Crohn's like Lesions, muzinöse oder siegelringzellige Differenzierung, medulläres Karzinom) |
| **4.** | KRK-Diagnose bei ≥ 1 erstgradig Verwandten mit einem HNPCC-assoziierten Tumor, davon Diagnose mindestens eines Tumors vor dem 50. Lj. |
| **5.** | KRK-Diagnose bei ≥ 2 erstgradig Verwandten mit einem HNPCC-assoziierten Tumor, unabhängig vom Alter |

### 20.2.2 FAP (familiäre adenomatöse Polyposis)

Häufigkeit 1 : 10.000 Einwohner, 1% aller KRK, KRK-Risiko bei FAP 100%, Risiko für weitere Neoplasien (z.B. Duodenum, Epidermoidzysten, Osteom, Glio-/Medulloblastom) erhöht Diagnose durch molekulargenetische Untersuchung

<table>
<tr><th colspan="4">Früherkennungsprogramm für HNPCC- und FAP-Patienten<br>(mod. nach S3-Leitlinie „Kolorektales Karzinom" / Verbundprojekt „Erblicher Darmkrebs" der Dt. Krebshilfe)</th></tr>
<tr><th>Untersuchung</th><th>HNPCC-Pat.</th><th>FAP-Pat.</th><th>Häufigkeit</th></tr>
<tr><td>Körperl. Untersuchung</td><td rowspan="4">Ab 25. Lj bzw. beginnend 5 J vor dem frühesten Erkrankungsalter in der Familie</td><td rowspan="2">Ab 10. Lj</td><td>Jährlich</td></tr>
<tr><td>Abdomen-Sono</td><td>Jährlich</td></tr>
<tr><td>Bei Frauen: gyn. Untersuchung mit transvaginalem Ultraschall</td><td>Nicht erforderlich</td><td>Jährlich</td></tr>
<tr><td>Koloskopie</td><td>Bei Polypen in Rektoskopie</td><td>Jährlich</td></tr>
<tr><td>Rektosigmoidoskopie</td><td rowspan="3">Nicht erforderlich</td><td rowspan="3">Ab 10. Lj</td><td>Jährlich</td></tr>
<tr><td>Sono Schilddrüse</td><td>Jährlich</td></tr>
<tr><td>Augenärztl. Untersuchung*</td><td>Einmalig</td></tr>
</table>

| | | | |
|---|---|---|---|
| ÖGD | Ab 25. Lj, wenn in der Familie ein Magenkarzinom aufgetreten ist | Vor Proktokolektomie bzw. spätestens ab 30. Lj: | |
| | | Bei Nachweis Adenom | Jährlich |
| | | Ohne Nachweis Adenom | Alle 3 J |
| *kongen. Hypertrophie des ret. Pigmentepithels (CHRPE), diagn. nutzbar, beeinträchtigt Sehvermögen nicht | | | |

## 20.2.3 Koloskopie-Intervalle

| **Programm. Koloskopie zur allg. Karzinomvorsorge, Überwachung Risikogruppen** | | |
|---|---|---|
| **Kollektiv** | **1. Koloskopie** | **Wiederholung*** |
| Allgemeinbevölkerung | Ab 50. Lj | Alle 10 Jahre |
| Verwandte 1. Grades von KRK-Pat. | 10 J früher, als beim Indexpat. das KRK aufgetreten ist, spät. im 50. Lj | Alle 10 Jahre |
| Verwandte 1. Grades von Pat. mit Adenomen (Diagnose vor 50. Lj) | 10 J früher, als beim Indexpat. das Adenom aufgetreten ist, spät. im 40. Lj | Alle 10 Jahre |
| Patienten mit Colitis ulcerosa | • bei Pancolitis ulcerosa > 8 J<br>• bei linksseitiger Kolitis > 15 J | Jährlich |
| HNPCC-Patiente und Verwandte, die Träger der Mutation sind | Ab 25. Lj bzw. beginnend 5 J vor frühstem Erkrankungsalter in Familie | Jährlich |
| FAP-Patienten und Verwandte eines FAP-Patienten, die ebenfalls Träger der entsprechenden Mutation sind | Ab 10. Lj Rektosigmoidoskopie | Jährlich |
| | Bei Nachweis von Adenomen bis zur Proktokolektomie | Jährlich |
| | Nach Proktokolektomie: | |
| | Bei Pouchanlage Pouchoskopie | Jährlich |
| | Bei Erhalt Rektumstumpf Rektoskopie | Alle 4 Mon. |
| hamartom. Polyposis-Syndrome (z.B. Peutz-Jeghers-Syndrom, fam juv. Polyposis) | Keine offiziellen Früherkennungsempfehlungen | |
| Patienten mit M. Crohn | | |
| ** bei unauffälligem Koloskopiebefund* | | |

| **Nachsorge nach koloskopischer Polypektomie** | |
|---|---|
| **Histologie, Anzahl, weitere Charakteristika der Polypen** | **Intervall** |
| Singulärer hyperplastischer Polyp, negative Familienanamnese | 10 J |
| 1–2 tubuläre Adenome < 1cm ohne HG-IEN* | 5 J |
| • 3–10 tubuläre Adenome < 1cm *oder*<br>• 1 tubuläres Adenom > 1cm *oder*<br>• 1 villöses Adenom *oder*<br>• 1 tubuläres Adenom mit HG-IEN* u. histol. bestätigter kompl. Abtragung *oder*<br>• 1 serratiertes Adenom | 3 J |
| Abtragung von > 10 Adenomen und abhängig von der Familienanamnese | 1–2 J |
| • 1 Adenom mit HG-IEN* ohne histologisch bestätigte komplette Abtragung *oder*<br>• Abtragung großer flacher o. sessiler Adenome in Fraktionen (Piecemeal-Technik) | 2–6 Monate |
| ** HG-IEN = hochgradige intraepitheliale Neoplasie* | |

# 21 Wichtige Scores und Klassifikationen

## 21.1 Child-Pugh-Score[26]

| Child-(Turcotte-)Pugh-Score zur Stadieneinteilung der Leberzirrhose | | | | | |
|---|---|---|---|---|---|
| **Nr.** | **Parameter** | **Einheit** | **1 Punkt** | **2 Punkte** | **3 Punkte** |
| 1 | Serum-Albumin | g/dl | > 3,5 | 2,8–3,5 | < 2,8 |
| 2 | Serum-Bilirubin | mg/dl | < 2,0 | 2,0–3,0 | > 3,0 |
| | | µmol/l | < 35 | 35–50 | > 50 |
| | Bei PBC/PSC andere Referenzbereiche für Bilirubin! | mg/dl | < 4,0 | 4,0–10,0 | > 10,0 |
| | | µmol/l | < 70 | 70–170 | > 170 |
| 3 | Quick | % | > 70 | 40–70 | < 40 |
| | INR | – | < 1,7 | 1,7–2,3 | > 2,3 |
| 4 | Aszites im Ultraschall | – | Keiner | Gering bis mäßig | Ausgeprägt |
| 5 | Grad der Enzephalopathie | – | Keine | Stad. I–II | Stad. III–IV |

| Bewertung des Child-Pugh-Scores | | | |
|---|---|---|---|
| **Punktzahl** | **Stadium** | **Leberfunktion** | **1-Jahres-Mortalität** |
| 5–6 | Child A | Gut | Gering |
| 7–9 | Child B | Mäßig | ca. 30% |
| ≥ 10 | Child C | Gering | ca. 50% |

## 21.2 MELD-Score[27]

In den **MELD-Score** (**M**odel of **E**nd Stage **L**iver **D**isease) zur Beurteilung des Schweregrads und des Mortalitätsrisikos einer Lebererkrankung fließen folgende Laborparameter ein:

| Parameter | Einheit |
|---|---|
| Serum-Kreatinin | mg/dl |
| Gesamt-Bilirubin | mg/dl |
| INR | Keine |

**Beachte:**
- 1 ist der kleinste mögliche Wert für alle 3 Parameter, der eingegeben werden kann.
- Der größte akzetable Wert für Kreatinin ist 4. Ein Kreatinin von 4 wird auch eingegeben, wenn der Patient in der letzten Woche eine Dialyse erhalten hat.

**Berechnung nach der Formel**
10 [0,957 log(Serum-Kreatinin) + 0,378 log(Bilirubin ges.) + 1,12 log(INR) + 0,643]
Der errechnete MELD-Score kann zwischen 6 (leichte Erkr.) und 40 (schwere Erkr.) liegen. Je höher der Wert, desto höher das Risiko, binnen 3 Mon. ohne Transplantation zu sterben. **Online-Berechnung** z.B. unter www.gastroenterologie.uni-goettingen.de/MELD%20Score.htm oder www.labor-limbach.de/MELD-Score.351.0.html.

## 21.3 Stadieneinteilung der hepatischen Enzephalopathie[28]

| Stadien der hepatischen Enzephalopathie | | | | | | | |
|---|---|---|---|---|---|---|---|
| **Schweregrad** | | **Vigilanz** | **Intellekt** | **Verhalten** | **Neuromusk. Störungen** | **Neuropsychometrie*** | **EEG** |
| Keine HE | 0 | Normal | Normal | Normal | Keine | Unauffällig | Normal |
| Subklin. (latente) HE | 0 | | | | | Patholog. Testresultate | |
| Geringgradige HE | I | Geistesabwesend, Schlafstörungen (Schläfrigkeit, Schlaflosigkeit, Umkehrung des Schlafrhythmus) Geringe Bewusstseinstrübung, Euphorie oder Ängstlichkeit | Konzentration, Aufmerksamkeitsspanne und Reaktionsgeschwindigkeit reduziert, Rechenschwäche (Addition) | Verstimmtheit (Euphorie oder Depression), Erschöpfung, Reizbarkeit, Geschwätzigkeit | Gestörte Feinmotorik und Handschrift, feinschlägiger Fingertremor | | Häufig noch normal |
| Mittelgradige HE | II | Verlangsamung, träger Gedankenfluss, Lethargie, starke Schläfrigkeit | Erinnerungslücken, Verlust des Zeitgefühls, Rechenschwäche (Subtraktion) | Persönlichkeitsveränderung, Enthemmung oder Apathie, inadäquates Verhalten, Angst | Flapping tremor, Ataxie, verwaschene Sprache, Hyporeflexie, verstärkter Muskeltonus | | Verlangsamte Grundaktivität, vereinzelt Thetawellen |
| **Schwere HE, Koma-Vorstufe** | III | Bewusstseintrübung, Verwirrtheit, Somnolenz bisSemistupor, Bewegungslosigkeit | Starke Desorientiertheit (örtlich und zeitlich), fortschreitende Erinnerungs- | Verwirrtheit, Wahnvorstellungen, Wut, Aggression | Hyperreflexie, Zunahme path. Reflexe (pos. Babinski), Nystagmus, Augenflattern, Mus- | Nicht mehr möglich | v.a. Theta-/Delta-Aktivität mit eingelagerten bi- und triphasischen Poten- |

| | | | | | | | |
|---|---|---|---|---|---|---|---|
| **Schwere HE, Koma-Vorstufe** | **III** | („Erstarrungen"), Reaktion auf verbale Reize erhalten, aber verzögert | lücken, kann nicht mehr rechen | | kelkrämpfe, zunehmende Spastik, Stuhl- und Harninkontinenz | | zialen |
| **Schwerste HE, Koma** | **IVa** | Koma mit ungezielter Reaktion auf Schmerzreize | Keine Funktion mehr | Keine Funktion mehr | Erweiterte Pupillen, Streckkrämpfe, Nackensteifigkeit | | Deltawellen mit bi- und triphasischen Potenzialen |
| | **IVb** | Koma, keine Reaktion auf Schmerz | | | Erlöschen der Reflexe, Tonusverlust | | Zunehmende Abflachung |

*HE = hepatische Enzephalopathie*
** z.B. Zahlenverbindungstest, Liniennachfahrtest*

## 21.4 Rockall-Score[29]

Zur Abschätzung des Risikos einer Rezidivblutung und des Mortalitätsrisikos bei akuter oberer nichtvariköser GI-Blutung

| Parameter | 0 Punkte | 1 Punkt | 2 Punkte | 3 Punkte |
|---|---|---|---|---|
| Alter in J | < 60 | 60–79 | ≥ 80 | |
| Schockzeichen | Keine | Puls > 100/min, syst. RR > 100 mmHg | Puls > 100/min, syst. RR < 100 mmHg | |
| Begleiterkrankungen | Keine | | Kardiale (z.B. Herzinsuffizienz, KHK) | Nieren-/Leberversagen, metastasierendes Malig. |
| Diagnose | Keine Läsion, Mallory-Weiß-Syndrom | Ulkus, Erosion, Ösophagitis | GI-Malignom | |
| Endoskopische Blutungszeichen | Keine (auch keine Hämatinreste) | | Blut, anhaftendes Gerinnsel/ sichtbarer Gefäßstumpf, spritzende Blutung | |

< **3 Punkte:** gute Prognose; **3–8 Punkte:** mittl. Risiko; > **8 Punkte:** hohes Rezidivblutungs-/Mortalitätsrisiko

Bei einem Score < 3 ist eine ambulante Behandlung möglich, ab einem Score von 3 stationäre Aufnahme, ab einem Score von 6 Behandlung auf Intensivstation

## 21.5 Glasgow-Blatchford-Bleeding-Score[30]

Wird bei Aufnahme erhoben; Vorteil zu Rockall-Score: kein endoskop. Befund nötig

| Kriterium | Wert bzw. Vorhandensein von | | Punkt(e) |
|---|---|---|---|
| Harnstoff im Serum | 6,5–7,9 mmol/l (40–47 mg/dl) | | 2 |
| | 8,0–9,9 mmol/l (48–59 mg/dl) | | 3 |
| | 10,0–24,9 mmol/dl (60–149 mg/dl) | | 4 |
| | ≥ 25,0 mmol/l (≥ 150,0 mg/dl) | | 6 |
| Hämoglobin | Männer | Frauen | |
| | 12,0–12,9 mg/dl | 10,0–11,9 mg/dl | 1 |
| | 10,0–11,9 mg/dl | - | 3 |
| | < 10,0 mg/dl | < 10,0 mg/dl | 6 |
| Systolischer Blutdruck | 100–109 mmHg | | 1 |
| | 90–99 mmHg | | 2 |
| | 90 mmHg | | 3 |
| Andere | Herzfrequenz ≥ 100 | | 1 |
| | Melaena | | 1 |
| | Synkope | | 2 |
| | Lebererkrankung | | 2 |
| | Herzinsuffizienz | | 2 |

Je höher der Score, desto höher das Risiko für Rezidivblutungen und Mortalität; Pat. mit einem Score von 0 sind "Low-risk-Pat."; ambulante Behandlung möglich

## 21.6 DeMeester-Score[31]

Berechnung aus den Werten für die prozentualen Anteile der Zeit mit pH < 4:
- Für die gesamte Messdauer
- Für aufrechte Position
- Für liegende Position

zusätzlich:
- Anzahl der > 5 min. dauernden Refluxe
- Dauer der längsten Refluxepisode
- Gesamtzahl der Refluxepisoden

Der Grenzwert beträgt 14,72. Der Score gibt Einblicke in die Pathophysiologie, da er zwischen Reflux im Stehen und Liegen differenziert.

# 22 Anlage einer PEG/PEJ[32]

Vor Anlage einer PEG/PEJ routinemäßig endoskopischer Ausschluss lokaler Kontraindikationen (z.B. Soorösophagitis, schwere erosive Gastritis, Ulzera)
⇒ Anlage nur dann, wenn nach Abheilung weiterhin eine Dysphagie besteht.
Die Indikation für eine PEG/PEJ muss in jedem Einzelfall sorgfältig geprüft werden. Es sollte kritisch hinterfragt werden, ob die **bestehende Dysphagie einer spezifischen Therapie zugänglich ist**, z.B. trockene Schleimhäute infolge mangelnder Mundhygiene, bei Exsikkose oder wegen medikamentöser Ursache.

Medikamente können auch der Grund dafür sein, dass der Pat. an **Appetitlosigkeit** leidet, welche haufig **mit Dysphagie verwechselt** wird, jedoch einer völlig anderen Therapie bedarf (z.B. Modifikation des bisherigen Therapieregimes, Behandlung einer Depression, Gabe von Pepsinwein).

Auch die Lebenserwartung des Pat. muss sorgfaltig evaluiert werden (s.u.). Soll am Ende des Lebens noch eine Prozedur erfolgen, die viele als Verletzung der Autonomie und Menschenwürde ansehen? Die Einbeziehung der Angehörigen ist obligatorisch.

## 22.1 Indikationen

**Enterale Ernährung** von Pat., bei denen eine quantitativ oder qualitativ ausreichende Nahrungsaufnahme über mehr als 2–3 Wochen absehbar nicht möglich ist:
- **Onkologische Erkrankung** (z.B. stenosierende Tumoren im HNO-Bereich oder des oberen GI-Traktes, Radiatio/Chemotherapie mit zu erwartendem Gewichtsverlust, Tumorkachexie)
- **Neurologische Erkrankung** (z.B. Schluckstörungen, Z.n. Apoplex, Schädel-Hirntrauma, Hirntumoren, apallisches Syndrom, Bulbärparalyse)
- **Andere Erkrankung** (z.B. „Wasting" bei AIDS, Kurzdarmsyndrom, rekonstruktive Gesichtschirurgie, prolongiertes Koma, Z.n. Polytrauma)

Darüber hinaus:
- Palliative **Ableitung von Magensaft und Dünndarmsekret** bei chron. Magen-Darm-Stenosen oder Ileus

## 22.2 Kontraindikationen

- Großflächige Tumorinfiltration im Bereich der Punktionsstelle
- Ausgeprägte Gerinnungsstörung (**„50er-Regel"**: Quick < 50%; PTT > 50 sec; Thrombozyten < 50/nl = 50.000/µl)
- Ausgeprägte Peritonealkarzinose
- Massiver Aszites
- Intraabdominelle Infektionen, z.B. Peritonitis
- Bestehende oder zu erwartende Maldigestion u./od. Malabsorption (z.B. ausgeprägte exokrine Pankreasinsuffizienz oder M. Crohn – relative Kontraindikation auch wegen Gefahr der Fistelbildung!)
- Psychische Erkrankung (Anorexia nervosa, schwere Psychose)
- Deutlich eingeschränkte Lebenserwartung
- Hinweise auf eine generelle Wundheilungsstörung

**Keine Kontraindikation**
- Fehlende Diaphanoskopie im Bereich der Punktionsstelle, sofern beim Nadelaspirationstest (10 ml NaCl in Spritze, kontinuierliche Aspiration) der Magen ohne Luftaspiration problemlos punktiert werden kann
- Leichter bis mäßiger Aszites oder ventrikuloperitoneales Shuntsystem
- Peritonealdialyse
- Ösophagusstenose, sofern diese endoskopisch bougiert werden kann (ggf. zusätzlich zur Anlage der PEG Einlage eines Tubus oder Stents)
- gastrointestinale Voroperationen (z.B. Billroth-I-/-II-Resektion, totale Gastrektomie), sofern Diaphanoskopie vorhanden bzw. Nadelaspirationstest möglich

## 22.3 Nachsorge

- Äußere Halteplatte muss bis zum nächsten d spannungsfrei, aber unter leichtem Zug fixiert werden
- Ab 1. d nach Anlage genügend Sondenspielraum (> 5mm), sterile Schlitzkompresse zwischen Haut und Halteplatte legen
- Täglich (später alle 2–3d) Desinfektion und Reinigung der Einstichstelle, steriler Verbandswechsel
- Gabe von Sondenkost 1 h nach PEG-Anlage möglich
- Erstellung eines individuellen Ernährungsplans (Angabe von Kalorien und Nährstoffverteilung, Flüssigkeitsmenge)
- Schulung von Patient u./od. Angehörigen
- Weitere Pflege und Versorgung sicherstellen
- Bei onkolog. Indikation perioperative Antibiotikagabe

# 23 Medikamente

## 23.1 Gastroenterologische Medikamente

### 23.1.1 Ulkustherapeutika

#### $H_2$-Blocker

**Wm:** kompetetiver Antagonismus am $H_2$-Rezeptor der Belegzellen; **Wi:** basale und Histamin-stimulierte Säuresekretion ↓; **UW** (Ranitidin): Diarrhoe, Hepatitis, Obstipation, Exantheme; **KI** (Ranitidin): bekannte Überempfindlichkeit, Ki. < 10J, akute Porphyrie, schwere Niereninsuffizienz; **Ink:** Ketoconazol, Sulfonylharnstoff; **Ink** (Cimetidin): Betablocker, Carbamazepin, Carmustin, Chinin, Cumarine, Opioide, Propafenon, Theophyllin

**Cimetidin** Rp — HWZ 2h, Q0 0.3, PPB 20%, PRC B, Lact +

**Gastroduodenale Ulzera :** 800-1000mg/d p.o. in 1-2ED; **Stressulkus-Pro. :** 1-2g/d i.v. in 3-5ED o. Dauerinfusion, max. 80mg/h; **Refluxösophagitis :** 2 x 400-800mg p.o.; **Zollinger-Ellison-Syndrom :** 1-2g/d p.o. in 2-3ED; **Ki.** 15-30mg/kg/d p.o., max. 1600mg/d in 4ED; **DANI** GFR 0-15: 400mg/d; 15-30: 600mg/d; 30-50: 800mg/d

**Famotidin** OTC/Rp — HWZ 2.6-4h, Q0 0.2, PPB 20% PRC B, Lact ?

**Gastroduodenale Ulzera :** 1 x 40mg p.o. z.N., Rezidiv-Pro.: 1 x 20mg; **Zollinger-Ellison-Syndrom:** 4 x 20mg p.o., je nach Wi steigern bis 800mg/d; **Sodbrennen:** 1-2 x 10mg p.o.; **DANI** GFR < 30: 50%

**Ranitidin** OTC/Rp — HWZ 2.5h, Q0 0.25, PPB 15%, PRC B, Lact +

**Gastroduodenale Ulzera , Refluxösophagitis :** 1 x 300mg oder 2 x 150mg p.o.; **Stressulkus-Pro.:** 3-4 x 50mg i.v.; **Zollinger-Ellison-Syndrom :** 3 x 150mg, je nach Wi steigern bis 900mg/d; **Ki. > 10J:** 2 x 2mg/kg p.o.; **Sodbrennen:** 1-2 x 75mg p.o., max. 300mg/d; **DANI** GFR < 10: KI; < 30: 150mg/d p.o.; 3-4 x 25mg i.v.; > 30: 300mg/d; 3-4 x 50mg i.v.

#### Protonenpumpenblocker

**Wm/Wi:** Blockade der H+/K+-ATPase ⇒ stärkste Suppression der Säurebildung; **UW** (Omeprazol): Schwindel, Kopfschmerzen, Durchfall, Obstipation, Blähungen, Exanthem, Leberenzyme ↑, Übelkeit, Erbrechen, Müdigkeit, Schlafstrg.; **KI** (Omeprazol): bekannte Überempfindlichkeit, Kombination mit Atazanavir; **Ink** (Omeprazol): Cilostazol, Proteaseinhibitoren, Azol-Antimykotika, Ginkgo biloba, Johanniskraut

**Esomeprazol** Rp — HWZ 1.5h, Q0 > 0.9, PPB 97%, PRC B, Lact ?

**Refluxösophagitis: Erw. u. Ki. ab 12J:** ini 1 x 40mg p.o. für 4-8W, dann 1 x 20mg; 1 x 20-40mg i.v.; **Ki 1-11J:** 10-20kg: 1 x 10mg p.o.; ≥ 20kg: 1 x 10-20mg bis zu 8W; **H.P.-Eradikation:** 2 x 20mg p.o. + Antibiose; **Pro. gastroduodenale Ulzera bei NSAR-Therapie:** 1 x 20mg; **Zollinger-Ellison-Syndrom :** 2 x 40mg p.o., ggf. bis 2 x 80mg; **DANI** nicht erforderlich; **DALI** bei schwerer LI max. 20mg/d

**Lansoprazol** Rp — HWZ 0.9-1.5h, Q0 1.0 (0.7), PPB 97%, PRC B, Lact ?

**Gastroduodenale Ulzera, Refluxösophagitis:** 1 x 30mg p.o.; Rezidiv-Pro.: 1 x 15mg; **H.P.-Eradikation:** 2 x 30mg + Antibiotika; **Pro. gastroduodenale Ulzera bei NSAR-Therapie:** 1 x 15mg; **Zollinger-Ellison-Syndrom:** ini 1 x 60mg, je nach Wi bis 180mg/d; **DANI** max. 30mg/d; **DALI** leichte bis mäßige LI: 30 bzw. 15mg/d; schwere LI: Anwendung nicht empfohlen

**Omeprazol** Rp/OTC* — HWZ 0.5-1.5h, Q0 1.0, PPB > 90%, PRC C, Lact ?

**Gastroduodenale Ulzera:** 1 x 20-40mg p.o.; 1 x 10-20mg i.v.; **Refluxösophagitis:** 1 x 20-40mg p.o.; **Ki. > 2J:** < 20kg: 1 x 10mg; > 20kg: 1 x 20mg; **H.P.-Eradikation:** 2 x 20mg; **Pro. gastroduodenale Ulzera bei NSAR-Therapie:** 1 x 20mg; **Zollinger-Ellison-Syndrom:** ini 1 x 60mg p.o., je nach Wi steigern bis 2 x 40-60mg, max. 200mg/d i.v.; **DANI** nicht erforderlich; **DALI** max. 20mg/d

**Pantoprazol** Rp/OTC* — HWZ 1h, Q0 0.7, PPB 98%, PRC B, Lact ?

**Gastroduodenale Ulzera, Refluxösophagitis:** 1 x 40mg p.o.; 1 x 40mg i.v.; **Langzeittherapie u. Rezidiv-Pro. Refluxösophagitis, Pro. gastroduo. Ulzera bei NSAR-Ther.:** 1 x 20mg; **Zollinger-Ellison-Syn.:** 1 x 80mg p.o./i.v., ggf. zeitweilig 2 x 80mg; **H.P.-Eradikation:** 2 x 40mg p.o. + Antibiose; **DANI** max. 40mg/d; **DALI** schwere LI max. 40mg alle 2d

| | |
|---|---|
| **Rabeprazol** Rp | HWZ 1-2h, Q0 0.8, PPB 97%, PRC B, Lact ? |
| **Gastroduodenale Ulzera, Refluxösophagitis:** 1 x 20mg p.o.; Rezidiv-Pro. 1 x 10mg; **H.P.-Eradikation:** 2 x 20mg p.o. + Antibiose; **Zollinger-Ellison-Syndrom:** 1 x 60mg, ggf. bis 2 x 60mg; **DANI, DALI** nicht erforderlich | |
| **Protonenpumpenblocker + Antibiotika** | |
| **Pantoprazol + Amoxicillin + Clarithromycin** Rp | |
| **H.P.-Eradikation:** 2 x je 1Tbl. p.o. für 7d; **DANI** GFR < 30: KI; **DALI** KI bei mittelschwerer bis schwerer LI | |
| **Omeprazol + Amoxicillin + Clarithromycin** Rp | |
| **H.P.-Eradikation: Erw. u. Ki ab 12J:** 2 x je 1Tbl. p.o. für 7d; **DANI, DALI** Anwendung nicht empfohlen | |
| **Antazida** | |
| **Wm/Wi:** Neutralisierung der Magensäure; **UW** (Hydrotalcit): weiche Stühle, Diarrhoe, bei Niereninsuffizienz: Hypermagnesiämie, Aluminiumeinlagerung v.a. in Knochen und Nervengewebe, Phosphatverarmung; **KI** (Hydrotalcit): Niereninsuffizienz (GFR < 30) nur unter Kontrolle des Magnesium- u. Aluminiumspiegels, Hypophosphatämie, Kinder < 12J; **Ink** (Hydrotalcit): Herzglykoside, Tetrazykline, Chinolone | |
| **Almasilat** OTC | |
| **Säurebedingte Magenbeschwerden:** bis zu 6 x 430-860mg p.o.; **DANI** GFR < 30: Kontrolle von Al- u. Mg-Spiegel erforderlich | |
| **Hydrotalcit** OTC | |
| **Säurebedingte Magenbeschwerden:** 3-4 x 500-1000mg p.o., max. 6g/d; **DANI** GFR < 30: Kontrolle von Al- und Mg-Spiegel erforderlich | |
| **Magaldrat** OTC | PRC B, Lact ? |
| **Säurebedingte Magenbeschwerden:** 3-4 x 400-1600mg p.o.; max. 6400mg/d; **DANI** GFR < 30: Kontrolle von Al- und Mg-Spiegel erforderlich | |
| **Al-Na-Carbonat-Dihydroxid** OTC | |
| **Säurebedingte Magenbeschwerden:** 3-4 x 300-600mg p.o.; **DANI** GFR < 30: KI | |
| **Al-Mg-Silicat** OTC | |
| **Säurebedingte Magenbeschwerden:** 3-4 x 1-2g p.o.; **DANI** GFR < 30: Kontrolle Al- u. Mg-Spiegel erforderlich | |
| **Mg-hydroxid + Al-oxid** OTC | PRC B, Lact ? |
| **Säurebedingte Magenbeschwerden:** 3-4 x 400-800 + 200-900mg p.o.; **DANI** GFR < 30: Kontrolle von Al- und Mg-Spiegel erforderlich | |
| **Bismut, Anticholinergika, Schleimhautprotektiva** | |
| **Wm/Wi** (Pirenzepin): Parasympathikolyse durch kompetitive Blockade der Muscarinrezeptoren ⇒ Säure- und Pepsinogensekretion ↓; **Wm/Wi** (Misoprostol): prostaglandinvermittelte Hemmung der Säuresekretion, Aktivierung der Bikarbonat- und Schleimsekretion; **UW** (Pirenzepin): Kopfschmerzen, Akkommodationsstrg., Mundtrockenheit, Diarrhoe, Obstipation; **UW** (Sucralfat): Obstipation, Aluminiumspiegel ↑ bei Niereninsuffizienz; **UW** (Misoprostol): Diarrhoe, Schwindel, Kopfschmerzen, Metrorrhagien, Übelkeit, Erbrechen; **KI** (Misoprostol): entzündliche Darmerkrankungen, SS/SZ; **Ink** (Sucralfat): Fluorochinolone | |
| **Bismut-Nitrat-Oxid** OTC | |
| **Gastroduodenale Ulzera, Gastritis:** 2 x 300mg p.o.; Therapiedauer 4-6W, dann mind. 3M Pause; **DANI** KI bei schwerer NI | |
| **Pirenzepin** Rp | HWZ 10-14h, Q0 0.6, PPB 12% |
| **Gastritis, Duodenitis:** 2 x 50mg p.o.; max. 3 x 50mg; **DANI** nicht erforderlich | |

| **Misoprostol** Rp | HWZ 0.5 h, Q0 1.0, PPB 85%, PRC X, Lact - |
|---|---|
| **Ulkus-Pro. bei NSAR-Ther.:** 2-4 x 200µg p.o.; **gastroduodenale Ulzera:** 4 x 200µg/d | |

| **Sucralfat** Rp | PRC B, Lact + |
|---|---|
| **Gastroduodenale Ulzera, Refluxösophagitis:** 4 x 1g p.o.; Rezidiv-Pro.: 2 x 1g; **DANI** KI bei dialysepflichtiger Niereninsuffzienz | |

## 23.1.2 Motilitätssteigernde Mittel

**Wm/Wi** (Domperidon, MCP): Antagonismus an zentr. und periph. Dopaminrezeptoren ⇒ Acetylcholinfreisetzung ↑; **Wm/Wi** (Methylnaltrexon): selektiver Opioid-Antagonist am µ-Rezeptor; **Wm/Wi** (Prucaloprid): selektiver Serotonin-(5HT4)-Agonist ⇒ Steigerung der enterokinet. Aktivität; **UW** (MCP): Durchfall, Müdigkeit, akute Dyskinesien, Dystonien, Parkinsonismus, Kopfschmerzen, Schwindel, Angst, Ruhelosigkeit, Exanthem, HRST, Prolaktin ↑; **UW** (Methylnaltrexon): abdom. Schmerzen, Übelkeit, Diarrhoe, Flatulenz, Schwindel, allgemeine Injektionsbeschwerden; **UW** (Prucaloprid): Kopfschmerzen, Schwindel, Übelkeit, Bauchschmerzen, Diarrhoe, Erbrechen, Dyspepsie, Rektalblutung, Flatulenz, anormale Darmgeräusche, Pollakisurie, Müdigkeit; **KI** (MCP): bek. Überempfindlichkeit, Phäochromozytom, prolaktinabhängige Tumoren, mechanischer Darmverschluss, Darmdurchbruch, Epilepsie, extrapyramidalmotorische Strg., Sgl./Kleinki. bis zu 2J, SZ, Cave in SS; **KI** (Methylnaltrexon): bek. Überempfindlichkeit, Darmverschluss, akutes chirurgisches Abdomen; **KI** (Prucaloprid): bek. Überempfindlichkeit, Dialysepflicht, Darmperforation oder Verstopfung infolge einer strukturellen oder funkt. Erkrankung der Darmwand, obstruktiver Ileus, schwere chron. entzündliche Darmerkrankungen, tox. Megakolon

| **Domperidon** Rp | HWZ 7h, Q0 1.0, PPB 80-90% |
|---|---|
| **Erbrechen, funktionelle Oberbauchbeschwerden, diabetische Gastroparese:** 3 x 10-40mg p.o.; **Ki. > 12J:** 3-4 x 0.25-0.5mg/kg; **Ki. < 12J:** KI; **DANI** 1-2 x 10-40mg; **DALI** KI | |

| **Metoclopramid** Rp | HWZ 2.5-5h, Q0 0.7, PPB 40%, PRC B, Lact ? |
|---|---|
| **Übelkeit, Erbrechen, diabetische Gastroparese:** 3-4 x 10mg p.o.; 2 x 13.4-30mg (ret.) p.o.; 3-4 x 10mg rect.; 2 x 20mg rect.; 1-3 x 10mg i.v.; **Ki. 2-14J:** 0.1mg/kg/ED p.o./i.v., max. 0.5mg/kg/d; **Übelkeit, Erbrechen bei Chemotherapie:** 30min vor Chemotherapie 2mg/kg über 15min i.v., Wdh. nach 2, 4, 6 und 9h, max. 10mg/kg/d; 2h vor Chemotherapie 1mg/kg/h i.v., während Chemotherapie 0.5mg/kg/h über 24h i.v.; **DANI** GFR 0-10: 1 x 10mg; 11-60: 1 x 10 und 1 x 5mg; **DALI** schwere LI mit Aszites: 50% | |

| **Methylnaltrexon** Rp | HWZ 8h , PPB 13%, PRC B, Lact ? |
|---|---|
| **Opioid-induzierte Obstipation:** Erw. 38-61kg: 1 x 8mg (0.4ml) alle 2d s.c.; 62-114kg: 1 x 12mg (0.6ml) alle 2d s.c., < 38kg od. > 114kg: 0.15mg/kg alle 2d s.c.; **DANI** GFR < 30: 62-114kg: 1 x 8mg s.c., < 62kg: 1 x 0.075mg/kg s.c.; terminale NI: Anw. nicht empfohlen; **DALI** Child C: Anwendung nicht empfohlen | |

| **Prucaloprid** Rp | HWZ 24h, PPB 30% |
|---|---|
| **Chron. Obstipation bei Frauen:** 1 x 2mg p.o.; > 65J: ini 1 x 1mg, ggf. steigern auf 2mg/d; **DANI** GFR < 30: 1mg/d; **DALI** Child C: 1mg/d | |

## 23.1.3 Laxantien

**Wm/Wi** (Bisacodyl, Natriumpicosulfat): nach Resorption und Metabolisierung in der Leber biliäre Exkretion, im Darm als freies Diphenol wirksam ⇒ antiresorptiv, hydragog; **Wm/Wi** (Lactulose): osmot. Wirkung, Vergärung durch Bakterien zu Säuren ⇒ Anregung der Peristaltik; **Wm/Wi** (Macrogol) = Polyethylenglykol: nicht resobierbar, keine Metabolisierung, Wasserbindung ⇒ Auslösung von Diarrhoe; **Wm/Wi** (Plantago ovata): Stuhlvolumen ↑ ⇒ Darmpassage ↑ (Gleit- und Füllmittel); **Wm/Wi** (Senna): Spaltung der enthaltenen Anthraglykoside durch Colibakterien zu Anthronen bzw. Anthranolen ⇒ antiresorptive und hydragoge Wi; **UW** (Laxantien): Elektrolytverlust (v.a. $K^+$), Melanosis coli, Albuminurie, Hämaturie; **UW** (Plantago ovata): Blähungen, Völlegefühl, allergische Reaktionen; **KI** (Laxantien): Ileus, SS/SZ

| **Bisacodyl** OTC | PRC B, Lact ? |
|---|---|
| **Obstipation:** 5-10mg p.o.; 10mg rect.; **Ki. > 2J:** 5mg p.o./rect. | |

**Lactulose** OTC — PRC B, Lact ?

**Obstipation:** 1-2 x 5-10g p.o.; **Ki.:** 1-2 x 3-6g p.o.; **hepat. Enzephalopathie:** ini 3 x 5-10g p.o., langsam steigern bis 3 x 20-30g bis 2-3 weiche Stühle/d

**Macrogol** OTC/Rp

**Obstipation:** 1-2 x 10-14g p.o.

**Macrogol + NaCl + $NaHCO_3$ + KCl** OTC/Rp

**Obstipation:** 1-3 x 1Btl. p.o.; **Koprostase**: 8Btl./d p.o.; **Ki. 5-11J:** Movicol Junior: 4-12Btl./d

**Natriumpicosulfat** OTC

**Obstipation:** 1 x 5-10mg p.o.; **Ki.** > **4J:** 1 x 2.5-5mg p.o.

**Paraffin** OTC

**Obstipation:** 10-45ml/d; **Ki. 2-6J:** 10-20ml/d; **6-12J:** 10-30ml

**Plantago ovata (Flohsamen)** OTC

**Obstipation:** Granulat: 1-3 x 5-10g; Pulver: 1-3 x 7.5g (1TL)

**Plantago ovata (Flohsamen) + Sennoside** OTC

**Obstipation:** 1-2 x 1TL Granulat

## 23.1.4 Darmlavage-Lösungen

**Wm/Wi** (Macrogol): Polyethylenglykol, nicht resorbierbar, keine Metabolisierung, Wasserbindung ⇒ Auslösung von Diarrhoe; **Wm/Wi** ($Na_2SO_4$ = Natriumsulfat): verhindert Resorption von Na-Ionen ⇒ osmotische Diarrhoe; **UW:** Übelkeit, Völlegfühl, Erbrechen, Magenkrämpfe, Reizung des Darmausgangs; **KI:** Ileus, V.a. Ileus, GI-Obstruktion oder Perforation, hochfloride Kolitis, toxisches Megakolon, Entleerungsstrg. des Magens, Bewusstseinsstrg. mit Aspirationsneigung

**Macrogol + $Na_2SO_4$ + $NaHCO_3$ + NaCl + KCl** OTC

**Koloskopie-Vorbereitung:** 1Btl. in 1l Wasser lösen; 3-4l über 4-6h trinken

**Macrogol + $Na_2SO_4$ + NaCl + KCl + Ascorbinsäure + Natriumascorbat** OTC

**Koloskopie-Vorbereitung:** Btl. A und B in 1l Wasser lösen; 2l über 2-4h trinken, zusätzlich 1l klare Flüssigkeit trinken

**Macrogol + $NaHCO_3$ + NaCl + KCl** OTC

**Koloskopie-Vorbereitung:** 2Btl. in 1l Wasser lösen; 3-4l über 4-6h trinken

## 23.1.5 Karminativa

**Wm/Wi:** Oberflächenspannung ↓ ⇒ entschäumend, antimeteoristisch; **UW/KI:** keine

**Simeticon** OTC

**Meteorismus:** 3-4 x 40-240mg p.o.; **Sgl.:** 15Gtt. zu jeder Flaschennahrung; **Kleinki.:** 3-4 x 15 Gtt. p.o.; **Schulki.:** 4-6 x 20-30 Gtt; **Spülmittelintoxikation:** 5-20ml Suspension p.o.; **Ki.:** 2.5-10ml Suspension; **DANI** nicht erforderlich

## 23.1.6 Antidiarrhoika

**Wm/Wi** (Loperamid): Stimulation peripherer Opiatrezeptoren ⇒ Hemmung der Peristaltik; **Wm/Wi** (Carbo medicinalis): Adsorption von Bakterientoxinen; **Wm/Wi** (Racecadotril): Hemmung der Enkephalinase ⇒ Enkephalinabbau ↓ ⇒ antisekretorisch; **UW** (Loperamid): Kopfschmerzen, Müdigkeit, Schwindel, Mundtrockenheit, Nausea; **UW** (Racecadotril): Kopfschmerzen, Übelkeit, Erbrechen, Fieber, $K^+$ ↓, Ileus, Bronchospasmus; **KI** (Loperamid): Ileus, Ki. < 2J, SS/SZ; **KI** (Racecadotril): Sgl. < 3M, eingeschränkte Nieren-/Leberfunktion, Fruktoseintoleranz, Glukose-Galaktose-Malabsorption, Saccharase-Isomaltase-Mangel

| **Loperamid** OTC/Rp | HWZ 7-15h, Q0 1.0, PRC B, Lact + |
|---|---|
| **Akute Diarrhoe:** ini 4mg p.o., nach jedem Durchfall 2mg, max. 16mg/d; **Ki. 2-8J:** 0.04mg/kg/d p.o.; > **8J:** ini 2mg p.o.; max. 8mg/d; **chronische Diarrhoe:** 4mg/d p.o.; **DANI** nicht erforderlich; **DALI** vorsicht. Anwendung | |
| **Carbo medicinalis** OTC | |
| **Diarrhoe:** 3-4 x 500-1000mg p.o.; **Ki.:** 3-4 x 250-500mg p.o.; **Vergiftungen:** 50g in 400ml $H_2O$ suspendieren ⇒ p.o. oder über Magensonde verabreichen | |
| **Racecadotril** Rp | HWZ 3h, PPB 90% |
| **Akute Diarrhoe:** 3 x 100mg p.o. für max. 7d; **Ki. > 3M:** 3 x 1.5mg/kg p.o. (5–7d) | |
| **Saccharomyces boulardii** OTC | |
| **Akute Diarrhoe, Reisediarrhoe-Pro.:** 3 x 100-200mg p.o.; 1-2 x 250mg p.o.; **Ki. > 2J:** s. Erw. | |
| **Smektit** OTC | |
| **Diarrhoe, funktionelle Magen-Darm-Störung:** 3 x 3-6g p.o.; **Ki. < 2J:** 1-2 x 3g; **Ki. > 2J:** 2-3 x 3-6g | |

### 23.1.7 Stoffe zur Auflösung von Gallensteinen

**Wm:** Hemmung der biliären Cholesterinsekretion und der intestinalen Cholesterinresorption, Hemmung der HMG-CoA-Reduktase ⇒ Cholesterinsynthese ↓; **Wi:** Auflösung von Cholesterinsteinen; **UW** (Ursodeoxycholsäure): Durchfall, schwere rechtsseitige Oberbauchschmerzen, Verkalkung von Gallensteinen, Dekompensation einer Leberzirrhose, Urtikaria; **KI** (Ursodeoxycholsäure): Entzündungen der Gallenblase/-wege, Choledochus- oder Zystikusverschluss, gestörte Kontraktionsfähigkeit der Gallenblase, kalzifizierte Gallensteine, bekannte Überempfindlichkeit, SS/SZ

| **Ursodeoxycholsäure** Rp | HWZ 3.5-5.8d |
|---|---|
| **Auflösung von Cholesteringallensteinen (bis 15mm):** 10mg/kg p.o.; **Gallenrefluxgastritis:** 1 x 250mg p.o.; **primär biliäre Zirrhose:** 10-15mg/kg p.o. | |

### 23.1.8 Verdauungsenzyme

| **Pankreatin** OTC /Rp | PRC C, Lact ? |
|---|---|
| **Bei exokriner Pankreasinsuffizienz:** mindestens 25000–40000E* pro Mahlzeit bzw. mind.2000 IE/g Nahrungsfett; **Sgl.:** 5000IE zu jeder Mahlzeit; die Dosierung richtet sich nach Fettgehalt der Nahrung und Schwere der Erkrankung | |
| **Pankreatin + Dimeticon (Simeticon)** OTC | |
| **Verdauungsstrg., Meteorismus bei exokriner Pankreasinsuffizienz:** 3 x 1-2Kautbl. p.o.; 2-4Kps. zu jeder Mahlzeit | |
| **Verdauungsstrg., Meteorismus bei exokriner Pankreasinsuffizienz:** 1-2Tbl. zu jd. Mahlzeit p.o. | |
| * *lipolytische Aktivität* | |

### 23.1.9 Schwer resorbierbare Antiphlogistika

**Wm/Wi** (Mesalazin): Beeinflussung der Prostaglandinbiosynthese, Hemmung der Leukotrienbildung ⇒ lokal antiphlog.; **Wi** (Sulfasalazin): antiinflammat., immunsuppressiv, bakteriostatisch; **UW** (Mesalazin): Flatulenz, Kopfschmerzen, Nausea; **UW** (Sulfasalazin): Folsäuremangelanämie, Leukopenie, Kopfschmerzen, Schwindel, Geschmacksstrg., Husten, Nausea, Bauchschmerzen, Appetitlosigkeit, Dyspepsie, Magenbeschwerden, Proteinurie, Arthralgie, Exantheme, Pruritus, Müdigkeit, Fieber, Schlaflosigkeit, Konzentrationsstrg., Leberenzyme ↑, reversible Oligospermie; **KI** (Mesalazin): bekannte Überempfindlichkeit, schwere Leber-/Nierenfktsstrg., bestehendes Ulcus ventriculi/duodeni, hämorrhagische Diathese, Cave in SS/SZ (absolute KI in letzten 2W!); **KI** (Sulfasalazin): bekannte Überempfindlichkeit, Erkrankung der blutbildenden Organe, akute intermittierende Porphyrie, schwere NI/LI, Glucose-6-Phosphat-Dehydrogenase-Mangel, Leuko-/Thrombozytopenie, Ileus, Erythema exsudativum multiforme (auch in der Anamnese)

**Mesalazin (= 5-ASA) Rp** — HWZ 0.5-2.4(6-9)h, Q0 0.75, PPB 43%

**Chron. entzündl. Darmerkrankungen:** 3 x 400-1000mg p.o.; 1-2 x 2g p.o.; 1 x 2.4-4.8g p.o.; 3 x 250-500mg rect.; 1 x 1g rect.; Klysma: 1 x 1-4g rect. z.N.; Rektalschaum: 1 x 2g rect.; **DANI/DALI** KI bei schwerer Nieren- bzw. Leberinsuff.

**Olsalazin Rp** — HWZ 0.9h, PRC C, Lact ?

**Colitis ulcerosa:** Akuttherapie: 3 x 500-1000mg p.o.; Rezidiv-Pro.: 2 x 500mg; **DANI/DALI** KI bei schwerer NI/LI

**Sulfasalazin Rp** — HWZ 7.6h, PPB > 95%, PRC B, Lact ?

**Chron. entzündl. Darmerkrankungen, Strahlen-, kollagene Kolitis:** akut: 3-4 x 1g p.o.; Rezidiv-Pro.: 2 x 1-1.5g p.o.; 2 x 500-1000mg rect.; **Ki.:** ini 40-60mg/kg, Erh.Dos. 30-40mg/kg p.o. in 3-4ED; **DANI/DALI** KI bei schwerer NI/LI

## 23.1.10 Glukokortikoide

**Wm/Wi** (Budesonid): Induktion spezifischer Proteine ⇒ Hemmung der Phospholipase A2 ⇒ verhindert Bildung entzündungsauslösender Mediatoren ⇒ antientzündlich, -allergisch, -exsudativ, -ödematös; **UW** (Budesonid): cushingoid, Dyspepsie, Muskelkrämpfe, Palpitationen, Nervosität, Schlaflosigkeit, Verschwommensehen, Exantheme, Urtikaria, Menstruationsstrg., $K^+$ ↓ ; **UW** (rektal): Brennen im Enddarm, Schmerzen; **KI** (Budesonid): bekannte Überempfindlichkeit, lokale Infektionen des Darms, Leberzirrhose, portale Hypertension

**Betamethason Rp** — Q0 0.95

**Colitis ulcerosa:** 1 x 5mg rect. für 2-4 W

**Budesonid Rp** — HWZ 2-3h, Q0 1.0, PPB 90%, PRC C, Lact ?

**M. Crohn, kollagene Colitis:** 1 x 9mg oder 3 x 3mg p.o.; **Colitis ulcerosa:** 1 x 2.3mg rect.

**Hydrocortison Rp** — HWZ 1-2h, Q0 1.0, PRC C, Lact -

**Proctosigmoiditis bei M. Crohn, Colitis ulcerosa:** 1-2 x 90mg rect., nach 2W 1 x 90mg

## 23.1.11 Antiemetika, Antivertiginosa

**Wm/Wi** (Alizaprid): Antagonismus an zentr. + periph. Dopaminrezeptoren ⇒ stark antiemet. u. gastroprokinet.; **Wm/Wi** (Aprepitant, Fosaprepitant): selekt. Antagonismus am Human-Substanz-P-Neurokinin-Rezeptor ⇒ antiemet.; **Wm/Wi** (Dimenhydrinat, Meclozin): kompetitive Hemmung zentr. Histaminrezeptoren ⇒ antiemet.; **Wm/Wi** (Droperidol): Neuroleptikum, wirkt hemmend auf dopaminerge Rezeptoren in der Area postrema, keine antihistaminerge, keine anticholinerge Wirkung ⇒ antiemet.; **Wm/Wi** (Scopolamin): Antagonist am Muscarinrezeptor ⇒ Parasympathikolyse, zentrale antiemet. Wi durch Hemmung der cholinergen Reizübertragung; **UW** (Aprepitant, Fosaprepitant): Kopfschmerzen, Schluckauf, Appetitlosigkeit, Obstipation, Diarrhoe, Müdigkeit, Transaminasen ↑ ; **UW** (Betahistin): Magen-Darm-Unverträglichkeit, Übelkeit, Augenbrennen, Herzklopfen, Brustbeklemmungen, Kopfdruck, Hitzegefühl, Benommenheit, Nervosität, flüchtiger Hautausschlag, **UW** (Dimenhydrinat): Somnolenz, Benommenheit, Schwindel, Muskelschwäche, Mundtrockenheit, Tachykardie, Sehstörungen, Miktionsstörungen, Glaukom, Magen-Darm-Beschwerden, Stimmungsschwankungen; **UW** (Droperidol): Benommenheit, Hypotonie, Halluzinationen, Epilepsie, Parkinson-Syndrom, Koma, QT-Verlängerung, Bronchospasmus, Laryngospasmus ; **UW** (Scopolamin): Mundtrockenheit, Mydriasis, Verschwommensehen, Glaukom; **KI** (Aprepitant, Fosaprepitant): bek. Überempfindlichkeit, Kombination mit Pimozid, Terfenadin, Astemizol, Cisaprid; **KI** (Betahistin): Asthma bronchiale, Phäochromozytom, SS; **KI** (Dimenhydrinat): bek. Überempfindlichkeit, akuter Asthma-Anfall, Engwinkelglaukom, Phäochromozytom, Porphyrie, Prostatahyperplasie mit Restharn, Epilepsie, Eklampsie; **KI** (Droperidol): Überempfindlichkeit gegen Droperidol bzw. Butyrophenone, bek. oder vermutetes verlängertes QT-Intervall, Hypokaliämie o. Hypomagnesiämie, Bradykardie (< 55/min), Begleitmedikation, die zu Bradykardie führen kann, Phäochromozytom, komatöse Zustände, M. Parkinson, schwere Depression; **KI** (Scopolamin): Ki. bis 10J, Engwinkelglaukom; **Ink** (Aprepitant): Pimozid, Terfenadin

**Alizaprid Rp** — HWZ 3h, PPB 75%

**Übelkeit, Erbrechen bei Chemotherapie, Bestrahlung:** 30min vor + nach Chemotherapie jeweils 150mg p.o., dann 3 x 50mg; jeweils 100mg vor + 4h nach Chemotherapie i.v./i.m.; **DANI** GFR < 10: 25%; < 50: 50%

**Aprepitant** Rp — HWZ 9-13h, PPB 97%

**Übelkeit, Erbrechen bei Chemotherapie:** 1h vor Chemotherapie 125mg p.o., d2+3 jeweils 1 x 80mg p.o.; Kombination mit Dexamethason und 5-HT3-Antagonisten; **DANI** nicht erforderlich

**Betahistin** Rp — PPB 1-5%

**Schwindelanfälle, M. Menière:** 3 x 6-16mg p.o.; 1-2 x 24mg

**Dimenhydrinat** OTC/Rp — HWZ 5-10h, Q0 > 0.7, PPB 99%, PRC B, Lact +

**Reisekrankheit:** Pro.: 3 x 20-50mg p.o.; 2 x 200mg (ret.) p.o.; Ther.: 50-100mg p.o. alle 4h, max. 300mg/d; **Ki. 6-12J:** 5mg/kg p.o. i. 4ED, max. 150mg/d; **Übelkeit, Erbrechen, zentrales vestibuläres Reizsyndrom:** 3-4 x 50-100mg p.o.; 2 x 120-200mg (ret.) p.o.; 3-4 x 80-150mg rect.; 100-200mg i.m.; 62-124mg i.v.; **Ki.:** 1-2mg/kg i.v./i.m.; **6-15kg:** 1-2 x 40mg rect.; **15-25kg:** 2-3 x 40mg rect.; > **25kg:** 2-4 x 40mg rect.; **6-14J:** 3 x 50mg p.o.

**Dimenhydrinat + Cinnarizin** Rp — PPB (Cinnarizin) 80%

**Schwindel verschiedener Genese:** 3 x 1Tbl. p.o., max. 5Tbl./d

**Droperidol** Rp — HWZ 2h; PPB 85-90%

**Postoperative Übelkeit/Erbrechen:** Pro. u. Ther.: 0.625-1.25mg i.v.; **Ki > 2J:** 20-50µg/kg, max. 1.25mg; **DANI, DALI** max. 0.625mg; **morphininduzierte Übelkeit/Erbrechen:** Pro.: 15-50µg/mg Morphin, max. 5 mg/d

**Fosaprepitant** Rp — HWZ 9-13h; PPB 97%

**Übelkeit, Erbrechen bei Chemotherapie:** 150mg über 15min i.v. 30min vor Chemotherapie an d1; Komb. mit Dexamethason und 5-HT3-Antagonist; **DANI** nicht erforderlich; **DALI** vorsichtige Anwendung

**Scopolamin** Rp — HWZ 1(4,5)h, Q0 0.9

**Reisekrankheit:** 1 Pflaster 5-6h oder am Abend vor Reiseantritt auf unbehaarte Haut hinter dem Ohr aufkleben; Wi-Dauer: bis 72h

## 23.1.12 Serotoninantagonisten

**Wm/Wi** (Ondansetron): sel. Blockade zentraler 5-HT3-Rezeptoren ⇒ antiemetisch; **UW** (Ondansetron): Kopfschmerzen, Wärmegefühl, Flush, Obstipation, lok. Irritation an Applikationsstelle; **KI** (Ondansetron): bek. Überempfindlichkeit, Ki. < 2J

**Dolasetron** Rp — HWZ < 10min (7-9h), PPB 73%, PRC B, Lact?

**Übelkeit, Erbrechen bei Chemotherapie:** 1h vor Chemotherapie 200mg p.o.; **postoperative Übelkeit, Erbrechen:** 50mg p.o. 1-2h präoperativ; **DANI, DALI** nicht erforderlich

**Granisetron** Rp — HWZ 10-11h, Q0 0.85, PPB 65%, PRC B, Lact ?

**Übelkeit, Erbrechen bei Chemotherapie:** 1h vor Chemotherapie 2mg p.o.; vor Chemotherapie 1-3mg i.v., max. 3 x 3mg/d i.v.; **Ki.** > **1J:** 20µg/kg p.o. 1h vor Chemotherapie, bis 2 x 20µg/kg p.o. für 5d; > **2J:** 40µg/kg i.v. vor Chemotherapie, ggf. zusätzlich 2 x 20µg/kg i.v.; **DANI, DALI** nicht erforderlich

**Ondansetron** Rp — HWZ 3h, Q0 > 0.8, PPB 70-76%, PRC B, Lact ?

**Übelkeit, Erbrechen bei Chemotherapie:** 1-2h vor Chemoth 8mg p.o., dann 2 x 8mg; 8mg vor Chemoth i.v., ggf. zusätzlich 2 x 8mg i.v.; **Ki.** > **5J:** 5mg/m² KOF vor Chemoth i.v., dann 2 x 4mg p.o.; **postop. Übelkeit/Erbrechen:** 16mg p.o. 1h präop oder 4mg i.v. bei Narkosebeginn; **Ki.:** 0.1mg/kg i.v.; **DANI** nicht erforderlich; **DALI** max 8mg/d p.o.

**Palonosetron** Rp — HWZ 40h, PPB 62%

**Übelkeit, Erbrechen bei Chemotherapie:** einmalig 1h vor Chemoth 500mg p.o.; **DANI, DALI** nicht erford.

**Tropisetron** Rp — HWZ 8h, Q0 0.9, PPB 71%

**Übelkeit, Erbrechen bei Chemotherapie:** vor Chemotherapie 5mg i.v., dann 1 x 5mg p.o.; **Ki.:** 0.2mg/kg i.v.; **DANI, DALI** nicht erforderlich

## 23.1.13 Regulatorische Peptide

**Wm/Wi** (Lanreotid): Octapeptidanalogon des natürlichen Somatostatins, Hemmung der Wachstumshormonsekretion durch Bindung an Somatostatinrezeptoren, v.a. SSTR 2 und 5; **Wm/Wi** (Octreotid, Somatostatin): Hemmung der Freisetzung von Wachstumshormon, Gastrin, Insulin und Glucagon, Vasokonstriktion im Splanchnikusbereich; **UW** (Lanreotid): Diarrhoe, Bauchschmerzen, Nausea, Erbrechen, Dyspepsie, Flatulenz, Cholelithiasis, Kopfschmerzen, Müdigkeit, Sinusbradykardie, Hypo- und Hyperglykämie; **UW** (Octreotid): Übelkeit, Erbrechen, Diarrhoe, Bauchschmerzen, Hepatitis; **UW** (Somatostatin): ini Blutzucker ↓, Brechreiz, Hitzegefühl; **KI** (Lanreotid): bekannte Überempfindlichkeit, Anwendung in SS/SZ nicht empfohlen; **KI** (Octreotid): Cave in SS/SZ; **KI** (Somatostatin): peri- u. postnatal, SS/SZ

**Lanreotid** Rp — HWZ 23-33d (s.c.)

**Akromegalie, karzinoide Tumoren:** ini 60mg s.c., Wdh. alle 4W; nach 3M Dosisanpassung je nach Wi bzw. GH- und IGF-1-Spiegel; **DANI** nicht erforderlich

**Octreotid** Rp — HWZ 1.5h, Q0 0.8, PPB 65%, PRC B, Lact ?

**Hormonaktive Tumoren des GI-Trakts:** ini 1-2 x 0.05mg s.c., dann steigern bis 3 x 0.1-0.2mg, max. 3 x 0.5mg; 10-30mg (ret.) alle 4W i.m.; **Akromegalie:** ini 2-3 x 0.05-0.1mg s.c., Erh.Dos. 0.3mg/d, max. 1.5mg/d; **Pro. postoperative pankreatische Komplikationen:** 3 x 0.1mg s.c. für 7d; **DANI, DALI** nicht erforderlich

**Somatostatin** Rp — HWZ 1.1-3min

**Schwere gastrointest. Bltg, stark sezernier. postop Pankreasfisteln:** ini 3.5µg/kg über 1min. i.v., dann 3.5µg/kg/h i.v.

## 23.1.14 Hämorrhoidalmittel

**Wm/Wi** (Benzocain, Cinchocain, Lidocain): Lokalanästhetika ⇒ schmerzstillend; **Wm/Wi** (Bismut): Adstringentium ⇒ blutstillend, austrocknend, antiphlogistisch; **Wm/Wi** (Bufexamac): antiphlogistisch; **Wm/Wi** (Glukokortikoide): antiphlogistisch, antiinflammatorisch; **UW** (Glukokortikoide): Hautatrophie, Sekundärinfektionen; **KI** (Glukokortikoide): vorhandene lokale Infektionen

**Cinchocain** — Rp, PPB 65%

**Hämorrhoiden, Pruritus, Fissuren:** 2 x tgl. auftragen bzw. 2 x 1 Supp. rect.

**Hydrokortison** Rp

**Hämorrhoiden, Analekzem:** 2 x tgl. auftragen bzw. 2 x 1 Supp. rect.

**Lidocain** OTC

**Hämorrhoiden, Fissuren, Proktitis:** 2-3 x tgl. auftragen bzw. 2 x 1 Supp. rect.; max. 4g Salbe/Einzelanwendung

**Fluocinonid + Lidocain** Rp

**Hämorrhoiden, Analekzem:** 2 x tgl. auftragen bzw. 2 x 1 Supp. rect.

**Fluocortolon + Lidocain** Rp

**Hämorrhoiden, Proktitis:** ini bis 3 x tgl. auftragen bzw. 2-3 x 1 Supp. rect., dann 1-2 x/d

**Prednisolon + Bismut + Zinkoxid** Rp

**Hämorrhoiden, Entzündung im Analbereich, Fissuren:** mehrmals tgl. auftragen bzw. 1 Supp.

## 23.1.15 Sonstige Proktologika

**Wm/Wi** (Glyceroltrinitrat): Gefäßerweiterung ⇒ Durchblutung ↑ ⇒ bessere Abheilung; **UW** (Glyceroltrinitrat): Kopfschmerzen, Schwindelgefühl, Übelkeit, anales Brennen/Jucken; **KI** (Glyceroltrinitrat): bek. Überempfindlichkeit; gleichzeitige Anwendung von anderen Nitraten, Sildenafil, Vardenafil, Tadalafil, orthostatischer Hypotonus, unbehandelte Hypovolämie, erhöhter Schädelinnendruck, zerebrale Durchblutungsstrg., Migräne, Aorten- o. Mitralstenose, HOCM, konstriktive Perikarditis, Perikardtamponade, ausgeprägte Anämie, Engwinkelglaukom

**Glyceroltrinitrat** Rp

**Chronische Analfissuren:** 2 x tgl. 2.5cm langen Salbenstrang auftragen

## 23.2 Weitere Medikamente

**Adalimumab** Rp — HWZ 10-20d, PRC B, Lact ?

**Chronische Polyarthritis:** 40mg alle 2W s.c. bei Komb. mit MTX; bei Monother. bis 40mg 1 x/W; **Psoriasis-Arthritis, M. Bechterew:** 40mg s.c. alle 2W; **juvenile idiopathische Arthritis: Ki. 13-17J:** 40mg s.c. alle 2W; **M. Crohn:** W 0-1: 80 (ggf. 160)mg; W2: 40 (ggf. 80)mg; dann 40mg s.c. alle 2W (ggf. 1 x/W); **Psoriasis:** ini 80mg s.c., dann 40mg alle 2W; **DANI** keine Daten

**Adefovir** Rp — HWZ 1-2h, PPB < 4%, PRC C, Lact -

**Chronische Hepatitis B:** 1 x 10mg p.o.; **DANI** GFR > 50: 100%; 20-49: 10mg alle 48h; 10-19: 10mg alle 72h; HD: 10mg alle 7d

**Amoxicillin** Rp — HWZ 1-2h, Q0 0.12, PPB 17-20%, PRC B, Lact +

**HNO-, Atemwegs-, Harnwegs-, Magen-Darm-Trakt-, Haut-, Weichteilinfektionen, Listeriose:** 3 x 750-1000mg p.o.; **Ki.** < **6J:** 50mg/kg/d in 3-4ED; **6-12J:** 900-2000mg/d in 3-4ED; **Endokarditis-Pro.:** 3g p.o. 3h vor Eingriff; **Ki.:** 50mg/kg; **H.P.-Eradikation:** 2 x 1g p.o. + 2 x 500mg Clarithromycin + 2 x 20mg Omeprazol; **DANI** GFR: 20-30: 66%; < 20: 33%

**Azathioprin** Rp — HWZ 4.5h, Q0 1.0, PPB 30%, PRC D, Lact -

**Nach Organtransplantation (Organ-Tx):** d1: 5mg/kg p.o./i.v., dann 1-4mg/kg/d; **Multiple Sklerose, Myasthenia gravis:** 2-3mg/kg/d; **Autoimmunhepatitis:** ini 1-1.5mg/kg, Erh.Dos. bis 2mg/kg; **andere Autoimmunerkrankungen:** 1-3mg/kg/d; **Ki.:** s. Erw.; **DANI, DALI** sorgfältige Dosiseinstellung

**Budesonid** Rp — HWZ 2-3h, Q0 1.0, PPB 90%, PRC C, Lact ?

**M. Crohn, kollagene Colitis:** 1 x 9mg oder 3 x 3mg p.o.; **Colitis ulcerosa:** 1 x 2.3mg rect.

**Buprenorphin** Rp (Btm) — HWZ 5h, TTS 30h, Q0 1.0, PPB 96%, PRC C, Lact ?

**(Sehr) starke Schmerzen:** 3-4 x 0.2-0.4mg s.l., 3-4 x 0.15-0.3mg i.v./i.m.; max. 1.2mg/d; TTS: 35-70µg/h, Wechsel alle 4d; TTS (Norspan): 5-20µg/h, Wechsel alle 7d; **Ki.:** 3-4 x 3-6µg/kg i.v./i.m.; > 35kg: 3-4 x 0.2mg p.o.; > 45kg: 3-4 x 0.4mg p.o.; **Substitutionstherapie bei Opiatabhängigkeit:** ini 1 x 2-4mg p.o., dann langsame Dosisreduktion; **DANI** nicht erforderlich; **DALI** Dosisreduktion, KI bei schwerer LI

**Calciumgluconat/Calciumsaccharat** — PRC C, Lact ?

**Hypokalzämie:** 2.25-4.5 mmol i.m. oder langsam i.v.; **Ki. < 3J:** 0.09-0.23mmol/kg; **4-12J:** 0.05-0.1mmol/kg

**Ciprofloxacin** Rp — HWZ 3-6h, Q0 0.5, PPB 20-30%, PRC C, Lact -

**HNO-, Atemwegs-, Urogenital-, abdominelle, Haut-, Weichteil-, Knocheninfektionen, Sepsis, Neutropenie:** 2 x 250-750mg p.o.; 2 x 200-400mg i.v.; **unkomplizierte Harnwegsinfektion:** 2 x 100mg p.o./i.v.;**DANI** GFR < 30: max. 500mg/d p.o., max. 400mg/d i.v.

**Clarithromycin** Rp — HWZ 3-7h, Q0 0.6, PPB 72%, PRC C, Lact ?

**HNO-, Atemwegs-, Hautinfektionen, atypische Pneumonie:** 2 x 250-500mg p.o.; 2 x 500mg i.v.; **Ki. 6M-12J:** 15mg/kg/d p.o. in 2ED; **H.P.-Eradikation:** 2 x 500mg p.o. + 2 x 1g Amoxycillin + 2 x 20mg Omeprazol; **DANI** GFR < 30: p.o.: 50%; i.v. d1: 100%, ab d2: 50%

**Clemastin** OTC — HWZ 8h, Q0 1.0, PRC B, Lact -

**Allergische Haut-, Schleimhautprozesse:** 2 x 1mg, max. 6mg/d p.o.; 2mg i.v.; **Ki. ab 1J:** 0.03mg/kg i.v.; **2-4J:** 2 x 0.25mg p.o.; **5-6J:** 1 x 0.5mg p.o.; **7-12J:** 2 x 0.5mg p.o.; 0.024mg/kg/d i.m.; **DANI** KI; **DALI** KI

**Clostridium-botulinum-Toxin Typ A** Rp

**Blepharospasmus:** ini 1.25-2.5E i.m., max. 5E/Inj.Stelle bzw. max. 25E/Auge, Wdh. nach 12W, max. Gesamtdosis 100E/12W; **zervikale Dystonie:** max. 50E/Inj.Stelle bzw. max. 100E in den M. sternocleidomastoideus bzw. max. 300E/Behandlung, Wdh. nach 12W; s. auch FachInfo; **Faltenbehandlung der Glabella:** Erw. < 65J: 50E Gesamtdosis

**Clostridium-botulinum-Toxin Typ B** Rp — Wirkdauer: 4-16W

**Zervikale Dystonie:** 10000E i.m.

**Colestyramin** Rp

**Hypercholesterinämie:** 3 x 4-8g p.o.; **Pruritus/Ikterus bei partiellem Gallengangsverschluss:** 1-2 x 4g p.o.; **chologene Diarrhoe:** 3 x 4g p.o.; **Ki.:** kg x Erw.-Dosis / 70kg

**Entecavir** Rp — HWZ 128-149h, PPB 13%, PRC C, Lact-

**Chronische Hepatitis B:** nukleosid-naive Patienten/Lamivudin-refraktäre Patienten: 1 x 0.5/1mg p.o.; **DANI** GFR 30-49: 0.25/0.5mg/d; 10-29: 0.15/0.3mg/d; < 10, HD: 0.05/0.1mg/d; **DALI** nicht erforderlich

**Famciclovir** Rp — HWZ 2.2h, Q0 0.14, PPB < 20%, PRC B, Lact ?

**Herpes genitalis:** Ersterkrankung: 3 x 250mg p.o. für 5d, immunsupprimierte Pat.: 2 x 500mg; Frührezidiv: 2 x 125mg; **Herpes zoster:** 3 x 250mg für 7-10d; bei immunsupprimierten Patienten oder Zoster ophthalmicus: 3 x 500mg; **DANI** GFR > 40: 100%; 30-39: 2 x 250mg; 10-29: 1 x 250mg; **DALI** nicht erforderlich

**Fluconazol** Rp — HWZ 30h, Q0 0.2, PPB 11%, PRC C, Lact -

**Schleimhautcandidosen:** 1 x 50-100mg p.o.; **Ki. > 1M:** 1 x 3mg/kg p.o.; **Systemcandidosen, Kryptokokken-meningitis:** d1: 1 x 400mg, dann 1 x 200-400mg p.o/i.v., max. 800mg/d; **Ki. > 1M:** 1 x 6-12mg/kg p.o./i.v.; **DANI** GFR: > 50: 100%; 11-50: 50%; HD: 100% nach jeder Dialyse

**Flumazenil** Rp — HWZ 1h, Q0 1.0, PPB 50%

**Aufhebung der Benzodiazepinwirkung:** ini 0.2mg i.v., ggf. minütliche Nachinjektion von 0.1mg bis max. 1mg Gesamtdosis; **Ki. > 1J:** 0.01mg/kg über 15s i.v., ggf. minütliche Nachinjektionen bis max. 0.05mg/kg bzw. 1mg Gesamtdosis

**Furosemid** Rp — HWZ 30-120min, Q0 0.3, PPB 95%, PRC C, Lact ?

**Ödeme, Aszites, art. Hypertonie:** 1-2 x 20-40mg p.o.; 1 x 60mg (ret.) p.o.; 20-40mg i.v., Wdh. je nach Diurese; **Ki.:** 1-2mg/kg/d, max. 40mg/Tag p.o., 0.5mg/kg/d i.v.; **Oligurie bei terminaler Niereninsuffizienz:** 250-1000mg/d p.o.; ini. 100-200mg i.v., je nach Diurese bis 1000mg/d; **akutes Nierenversagen:** ini. 40mg i.v., je nach Diurese 50-100mg/h, max. 1500mg/d; **DANI** nicht erforderlich, s. auch FachInfo; **DALI** KI bei Praecoma/Coma hepaticum

**Ganciclovir** Rp — HWZ 2.5-5h, Q0 0.05, PPB 2%, PRC C, Lact ?

**CMV-Retinitis:** W1-2: 2 x 5mg/kg i.v., dann 1 x 5mg/kg i.v.; **DANI** GFR 50-69: 2 x 2.5mg/kg i.v.; 25-49: 1 x 2.5mg/kg; 10-24: 1 x 1.25mg/kg; < 10: 1.25mg 3 x/W

**Infliximab** Rp — HWZ 9.5d, PRC C, Lact ?

**Chron. Polyarthritis:** 3mg/kg über 2h i.v., Wdh. nach 2 u. 6W, dann alle 8W; Kombination mit MTX; **M. Crohn, Colitis ulcerosa, M. Bechterew, Psoriasis, Psoriasis-Arthritis:** 5mg/kg über 2h i.v., Wdh. in W2 und 6, bei gutem Ansprechen Wdh. alle 6-8W (s. FachInfo); **DANI** keine Angaben

**Interferon alfa-2a** Rp — HWZ 3.7-8.5h, Q0 1.0

**Chronische Hepatitis B:** 3 x/W 2.5-5 Mio IE/m² KOF s.c.; **Ki.:** bis 10 Mio IE/m² KOF 3 x/W s.c.; **chronische Hepatitis C:** 3 x/W 3-4.5 Mio IE s.c.; Komb. mit Ribavirin; andere Ind. s. Pck.Beil.; **DANI, DALI** KI bei schwerer NI, LI

**Interferon alfa-2b** Rp — HWZ 2-3h, Q0 1.0

**Chron. Hepatitis B:** 3 x/W 5-10 Mio IE s.c.; **chron. Hepatitis C:** 3 x/W 3 Mio IE s.c.; Kombination mit Ribavirin; andere Ind. s. Pck.Beilage; **DANI,DALI** KI

**Isosorbiddinitrat** Rp — HWZ 0.5(5)h, Q0 1.0, PPB 16-40%, PRC C, Lact ?

**Akute AP:** 5mg s.l.; 1-3 Hübe, evtl. Wdh. nach 10min; ini. 1-2mg/h, max. 8-10mg/h i.v.; **Pro., Langzeit-Therapie der AP:** 2 x 10-40mg p.o.; 2 x 20mg (ret.); 1-2 x 40-60mg (ret.); 1 x 80-120mg (ret.); Salbe: 2ED (= 1g Salbe) abends auf Brust, Unterarme oder Bauch auftragen; **DANI** nicht erforderlich

**Lamivudin (3TC)** Rp — HWZ 3-7h, Q0 0.03, PPB 16-36%, PRC C, Lact ?

**HIV-Infektion:** 300mg/d p.o. in 1-2ED; **Ki. > 3M:** 2 x 4mg/kg; **DANI** GFR > 50: 100%; 30-50: 1 x 150mg; 15-29: 1 x 100mg; 5-14: 1 x 50mg; < 5: 1 x 25mg; **chronische Hepatitis B:** 1 x 100mg p.o.; **DANI** GFR 30-49: ini 100mg, dann 50mg/d; 15-29: ini 100mg, dann 25mg/d; 5-14: ini 35mg, dann 15mg/d; < 5: ini 35mg, dann 10mg/d

**Loratadin** OTC — HWZ 12-15h, Q0 1.0 (0.5), PRC B, Lact ?

**Allergische Haut-, Schleimhautprozesse:** 1 x 10mg p.o.; **Ki. 2-12J:** < 30kg: 1 x 5mg p.o.; > 30kg: 1 x 10mg; **DALI** Erw., Ki. > 30kg: ini 10mg alle 2d; Ki. < 30kg: ini 5mg alle 2d

**Mebeverin** Rp — HWZ 2h, PPB 76%

**Spasmolyse bei Reizdarmsyndrom:** 2 x 200 mg (ret.) p.o.; 3 x 135 mg, evtl. Dosisreduktion nach einigen Wochen; **Ki. 3J.:** 3 x 25mg p.o.; **Kinder 4–8 J.:** 3 x 50mg p.o.; **Kinder 9–10 J.:** 3 x 100mg p.o.; **> 10 J.:** s. Erw.

**Metronidazol** Rp — HWZ 7 (10)h, Q0 0.85 (0.3), PPB < 20%, PRC B, Lact ?

**Abdominelle, Genital-, Atemwegs-, Knochen-, Zahn-Mund-Kiefer-Infektionen, Sepsis, Endokarditis, Hirnabszess, Amöbiasis, Lambliasis:** 0.8-1g/d p.o., max. 2g/d in 2-3ED; 2-3 x 500mg i.v., Therapiedauer max. 10d; **Ki.:** 20-30mg/kg/d p.o./i.v.; **Trichomoniasis:** 1 x 100mg vaginal für 6d, Mitbehandlung des Partners: 1 x 2g p.o.; **DANI** GFR < 10: max. 1g/d

**Mezlocillin** Rp — HWZ 0.7-1.1h, Q0 0.4, PPB 30-40%, PRC B, Lact ?

**Sepsis, Endokarditis, Meningitis, Peritonitis, Pneumonie, abdominelle, gynäkologische, Knochen-, Weichteilinfektionen:** 3 x 2-5g i.v., bis 2 x 10g i.v.; **Ki. < 3kg:** 2 x 75mg/kg; **> 3kg-14J:** 3 x 75mg/kg; **DANI** GFR > 10: 100%; < 10: Intervall 12h, max. 2 x 5g

**Midazolam** Rp (Btm: Amp > 50mg — HWZ 1.5-2.2h, Q0 1.0, PPB 95%, PRC D, Lact ?

**Prämed. vor OP:** 7.5-15mg p.o. 30-60min präop., 3.5-7mg i.m. 20-30min präop.; **Sedierung:** ini. 2-2.5mg i.v., je nach Wi in 1-mg-Schritten bis max. 7.5mg; Pat. > 60J: 50%; **Ki. 6M-5J:** 0.05-0.1mg/kg i.v., max. 6mg; **6-12J:** 0.025-0.05mg/kg i.v., max. 10mg; **Narkoseeinleitung:** 0.1-0.2mg/kg i.v.; **Sedierung Intensivtherapie:** ini. 0.03-0.3mg/kg i.v., dann 0.03-0.2mg/kg/h; **DALI** Dosisreduktion, KI bei schwerer Leberinsuff.

**Nifedipin** Rp — HWZ 2.5-5h, Q0 1.0, PPB 98%, PRC C, Lact +

**Art. Hypertonie, KHK:** 3 x 10-20mg p.o.; 1 x 30-60mg (ret.), 2 x 20mg (ret.); max. 60mg/d p.o.; 0.63-1.25mg/h i.v.; Perf. (5mg) = 0.1mg/ml ⇒ min1-5: 60-120ml/h, dann 6-12ml/h; **hypertensive Krise:** 10mg p.o. (Kps. zerbeißen), evtl. Wdh. nach 30min; **Raynaud-Syndrom:** 3 x 10-20mg p.o.;**DANI** nicht erforderlich; **DALI** sorgfältige Dosiseinstellung

**Paracetamol + N-Butylscopolamin** OTC

**Krampfartige Magen-Darm-Schmerzen, Dysmenorrhoe:** 3 x 500-1000+10-20mg p.o.; 3-4 x 800+10mg rect.; **DALI** KI bei schwerer LI

**Pethidin** Rp (Btm) — HWZ 3.5-4h, Q0 0.9, PPB 60%

**Starke Schmerzen:** 1-5 x 100mg rect.; 25-150mg p.o./s.c./i.m.; 50mg i.v. Wdh. nach Bedarf, max. 500mg/d p.o./rect./i.v.; **Ki.:** 0.6-1.2mg/kg/ED p.o.; **DANI** Dosisintervall verlängern; **DALI** sorgfältige Dosiseinstellung

**Piperacillin** Rp — HWZ 1h, Q0 0.3, PPB 16-21%, PRC B, Lact +

**Sepsis, Endokarditis, Meningitis, Peritonitis, Pneumonie, abdominelle, gynäkologische, Knochen-, Weichteilinfektionen:** 6-12g/d i.v. in 2-4ED max. 24g/d; **Ki. < 2kg:** 150mg/kg/d i.v. in 3ED; **> 2kg:** 300mg/kg/d in 3-4ED; **1M-12J:** 100-200mg/kg/d in 2-4ED; **DANI** GFR 40-80: max. 4 x 4g; 20-40: 3 x 4g; < 20: 2 x 4g; HD: 3 x 2g

**Piperacillin + Tazobactam** Rp — PRC B, Lact +

**Abdominelle, Atemwegs-, Haut-, Weichteilinfektionen:** 3 x 4+0.5g i.v.; **Ki. 2-12J:** 3 x 100+12.5mg/kg i.v.; **DANI** GFR > 20: 100%; 2-19, HD: 2 x 4+0.5g

**Peginterferon alfa-2a** Rp — HWZ 50-130h

**Chron. Hepatitis B:** 180µg s.c. 1 x/W für 48W; **chron. Hepatitis C:** 180µg s.c. 1 x/W; Kombination mit Ribavirin; **DANI** ini 135µg 1 x/W; **DALI** s. FachInfo

**Peginterferon alfa-2b** Rp HWZ 27-33h

**Chronische Hepatitis C:** 1 x/W 1.5µg/kg s.c.; Kombination mit Ribavirin; **DANI** Monotherapie: GFR 30-50: ini 75%, < 30: ini 50%; Kombinationstherapie: GFR< 50: KI

**Propofol** Rp HWZ 40-200min, Q0 1.0, PPB 98%, PRC B, Lact ?

**Narkoseeinleitung:** 1.5-2.5mg/kg langsam i.v.; Pat. > 55J oder Risikopat. 1mg/kg; **Narkoseaufrechterhaltung:** 4-12mg/kg/h i.v.; **Sedierung bei chirurg. oder diagn. Eingriffen:** ini 0.5-1mg/kg über 1-5min i.v., dann 1.5-4.5mg/kg/h; **Sedierung bei Intensivbehandlung:** 0.3-4mg/kg/h i.v.

**Propranolol** Rp HWZ 3-4h, Q0 1.0, PPB 90%, PRC C, Lact ?

**Art. Hypertonie:** 2-3 x 40-80mg p.o.; 2 x 160mg; 1 x 160-320mg (ret.); **KHK, tachykarde HRST**: 2-3 x 40-80mg; 1 x 1mg langsam i.v., max. 10mg i.v.; **hyperkinet. Herzsyndrom:** 3 x 10-40mg; **prim. Angstsyndrom, essenzieller Tremor, Migräne-Pro.:** 2-3 x 40mg; **Hyperthyreose**: 3-4 x 10-40mg; **DANI** nicht erforderlich

**Ribavirin** Rp HWZ 9.5h (Inhal.), 79h (p.o.), Q0 0.6, PRC X, Lact ?

**Chronische Hepatitis C** (in Kombination mit Interferon): < 75kg: 400-0-600mg p.o.; > 75kg: 2 x 600mg; **DANI** GFR < 50: KI; **DALI** nicht erforderlich; **Respiratory-Syncytial-Virus-Infektion:** kontinuierliche Inhalation 3-7d

**Spironolacton** Rp HWZ 1-2(13-15)h, Q0 1.0, PPB 98%, PRC D, Lact +

**Primärer/sekundärer Hyperaldosteronismus:** ini. 100-200mg, max. 400mg/d p.o., nach 3-6d 50-100mg, max. 200mg/d; **Ki.:** ini. 3mg/kg/d, nach 3-5d 2-3mg/kg/d; **Sgl.:** ini. 2-3mg/kg/d, nach 3-4d 1.5-2mg/kg/d; **DANI** GFR 30-60: sorgfältige Dosiseinstellung; < 30: KI

**Sulbactam** Rp HWZ 1-2h, Q0 0.13, PPB 38%

**Kombination mit Beta-Lactam-Antibiotika:** 3-4 x 0.5-1g i.v. ; **Sgl., Ki.:** 50mg/kg/d in 3-4ED, max. 80mg/kg/d; **DANI** GFR 15-30: max. 2g/d; < 15: max. 1g/d; HD: 1g alle 48h

**Telbivudin** Rp HWZ 42h, PPB 3%, PRC B, Lact -

**Chronische Hepatitis B:** 1 x 600mg p.o.; **DANI** GFR 30-49: 600mg alle 2d; < 30: 600mg alle 72h; terminale NI: 600mg alle 96h; **DALI** nicht erforderlich

**Tenofovir (TDF)** Rp HWZ 12-18h, PPB < 0,7%

**HIV-Infektion, chronische Hepatitis B:** 1 x 245mg p.o.; **DANI** GFR 30-49: 245mg alle 48h; 10-29: 245mg alle 72-96h; HD: 1 x 245mg/W

**Terlipressin** Rp HWZ 24min

**Ösophagusvarizenblutung:** ini. 1-2mg i.v., Erh.Dos. 1mg alle 4-6h für 2-3d; max. 6 x 20µg/kg/d

**Tetracyclin** Rp HWZ 8-10h, Q0 0.12, PPB 36-64%, PRC D, Lact +

**HNO-, Atemwegs-, Urogenitaltrakt-, gastrointestinale Infektionen, diverse Infektionen mit o.g. Erregern:** 4 x 250-500mg p.o., max. 2g/d; **Ki.** > **8J:** 25-35mg/kg/d p.o. in 2-4ED; **DANI, DALI** KI

**Torasemid** Rp HWZ 3-4h, Q0 0.75, PPB 99%

**Art. Hypertonie:** 1 x 2.5-5mg p.o.; **kardiale Ödeme:** 1 x 5mg p.o., je nach Wi bis 20mg/d steigern; 10mg i.v., max. 40mg/d; **Oligurie bei terminaler Niereninsuffizienz:** ini. 50mg, je nach Diurese bis 200mg/d p.o./i.v.; **DANI** nicht erforderlich, s. auch Fachinfo

## 23.2.1 Kohlenhydratlösungen

**Ind.:** Glukose 5%, 10%: Zufuhr freien Wassers bei hypertoner Dehydratation, partielle Deckung des Kohlenhydratbedarfs, Glukose 20-70%: partielle bis komplette Kohlenhydratzufuhr

| | $Na^+$ mmol/l | $Ca^{2+}$ mmol/l | $Cl^-$ mmol/l | $K^+$ mmol/l | $Mg^{2+}$ mmol/l | Gluc. g/l | Osmo mosm/l | Kcal/l |
|---|---|---|---|---|---|---|---|---|
| **Glukose 5%** | - | - | - | - | - | 50 | 277 | 200 |

| | | | | | | | | |
|---|---|---|---|---|---|---|---|---|
| **Glukose 10%** | - | - | - | - | - | 100 | 555 | 400 |
| **Glukose 20%** | - | - | - | - | - | 200 | 1110 | 800 |
| **Glukose 40%** | - | - | - | - | - | 400 | 2200 | 1600 |
| **Glukose 50%** | - | - | - | - | - | 500 | 2775 | 2000 |
| **Glukose 70%** | - | - | - | - | - | 700 | 3885 | 2870 |

## 23.2.2 Vollelektrolytlösungen ($Na^+$ 121–160 mmol/l)

**Ind.:** plasmaisotoner Flüssigkeitsersatz bei isotoner und hypotoner Dehydratation

| | $Na^+$ mmol/l | $Ca^{2+}$ mmol/l | $Cl^-$ mmol/l | $K^+$ mmol/l | $Mg^{2+}$ mmol/l | Acet. mmol/l | Lact. mmol/l | Gluc. g/l |
|---|---|---|---|---|---|---|---|---|
| **Ringer-Lösung** | 147 | 2.3 | 155 | 4.0 | - | - | - | - |
| **Ringer-Lactat** | 130 | 2.0 | 112 | 5.0 | - | - | 27 | - |
| **Jonosteril** | 137 | 1.65 | 110 | 4.0 | 1.25 | 36.8 | - | - |
| **Sterofundin** | 140 | 2.5 | 106 | 4.0 | 1.0 | - | 45 | - |
| **Thomaejonin** | 140 | 2.5 | 106 | 4.0 | - | 45 | - | - |
| **Tutofusin** | 140 | 2.5 | 153 | 5.0 | 1.5 | - | - | - |
| **Tutofusin G5** | 140 | 2.5 | 153 | 5.0 | 1.5 | - | - | 50 |

## 23.2.3 Vitamine

### Vitamin B

**Ink** (Pyridoxin): Levodopa

**$B_1$ (Thiamin)** OTC — PRC A, Lact +

**Thiaminmangelzustände:** 1-3 x 100mg p.o.; 1 x 100mg i.v.; i.m.

**$B_2$ (Riboflavin)** OTC — PRC A, Lact +

**Riboflavinmangelzustände:** 1–2 x 100mg p.o.; **Ki.:** 1-2 x 5mg p.o.

**$B_6$ (Pyridoxin)** OTC — HWZ 15-20d, PRC A, Lact +

**Pro. Vit.-$B_6$-Mangel-Neuropathie:** 1 x 25-50mg p.o.; **Therapie von Vit.-$B_6$-Mangelzuständen:** 50-300mg/d p.o.; ini 100-250mg/d i.v./i.m.

**$B_{12}$ (Cyanocobalamin)** OTC — HWZ 6d PRC A, Lact +

**Perniziöse Anämie, funikuläre Myelose:** ini 100µg tgl. oder 1000-2000µg/W i.m. für 14d, dann 1 x 100µg/M. i.m.; 1 x 300-1000µg p.o.

**$B_1$ + $B_6$** OTC

**Neurologische Systemerkrankungen durch B1- und B6-Mangel:** 3 x 1Tbl. p.o.

**$B_6$ + $B_{12}$ + Folsäure + Lidocain** OTC

**$B_6$-, $B_{12}$-, Folsäure-Mangelzustände:** 2 x 1 Amp./W i.m. über 4 W

### Vitamin C

**UW:** z.T. osmotische Diarrhoe; **KI:** Anw.Beschr. bei Oxalaturolithiasis, Thalassämie, Hämochromatose

**Ascorbinsäure** OTC — HWZ 3h, Q0 0.3, PRC C, Lact ?

**Vitamin-C-Mangel:** 200-1000mg/d p.o.; 100-500mg i.v.; **Ki.:** 5-7mg/kg/d i.v.; **Methämoglobinämie:** 500-1000mg i.v.

### Vitamin D

| | |
|---|---|
| **UW:** Hyperkalzämie, Nausea, Erbrechen, Kalzifizierung verschiedener Organe, Nierensteine; **KI:** Hyperkalzämie, Cave in SS/SZ | |
| **Alfacalcidol** Rp | HWZ (35)h |
| **Renale Osteodystrophie, postmenopausale Osteoporose, Osteomalazie:** 1 x 1µg p.o.; **Ki. < 20kg:** 0.05µg/kg/d; 1µg/Dialyse i.v., max. 12µg/W i.v. | |
| **Calcitriol** Rp | HWZ 5-8h, PRC C, Lact ? |
| **Ren. Osteodystrophie:** 0.25µg alle 2d p.o.; ini 0.5µg i.v. 3 x/W nach Dialyse, Erh.Dos. 0.5-3µg 3 x/W nach Dialyse; **Hypoparathyreoidismus, hypophosphatäm. Rachitis:** 0.25µg/d; Dosissteigerung nach Serum-Ca | |
| **Colecalciferol** OTC/Rp | HWZ 12 h |
| **Osteoporose:** 1000-3000IE/d p.o.; **Malabsorption:** 3000-5000IE/d p.o.; 50000-100000IE i.m. alle 3 M; **Rachitis, Osteomalazie:** 1000-5000IE/d für 1J; **Rachitis-Pro. Sgl.:** 500IE/d | |
| **Colecalciferol + Calciumcarbonat** OTC | |
| **Osteoporose, Vitamin-D-, Kalziummangel bei älteren Patienten:** 800-880IE/d Colecalciferol p.o. in 1-2 ED; **DANI** KI bei schwerer NI; **DALI** nicht erforderlich | |
| **Colecalciferol + Fluorid** OTC | |
| **Rachitis- und Karies-Pro.: FG:** 1 x 1000IE p.o.; **Sgl., Ki. bis 2J:** 1 x 500IE p.o. | |
| **Dihydrotachysterol** Rp | HWZ 16-18h PRC C, Lact ? |
| **Hypoparathyreoidismus:** 0.5-1.5mg/d p.o., je nach Serum-Ca-Spiegel | |
| **Paricalcitol** Rp | HWZ 15h PPB 99% |
| **Pro. Hyperparathyreoidismus bei chronischer Niereninsuffizienz :** nach PTH-Serumspiegel [pg/ml]: Dosis in µg = PTH/80, alle 2d i.v. während Dialyse; Dosisanpassung nach PTH s. FachInfo; **DALI** nicht erforderlich | |
| **Vitamin K** | |
| **UW:** bei i.v.-Anw. anaphylaktische Reaktionen mit Atemstillstand | |
| **K1 (Phytomenadion)** OTC | HWZ 1.5-3h, Q0 0.95 |
| **Blutung bei Cumarinüberdosierung:** 5-10mg p.o.; 1-10mg langsam i.v.; **Pro. M. haemorrhagicus: NG:** 2mg p.o. oder 2mg i.m./s.c. bei U1, U2, U3 | |

## 23.3 Spezielle Therapieempfehlungen

### 23.3.1 Ösophagitis

#### 23.3.1.1 Refluxösophagitis (erosive Refluxerkrankung, ERD)

| | | | |
|---|---|---|---|
| | **Antazida** (Säurebindung) | **Mg- plus Al-Hydroxid** | *4-6 x 10ml/d p.o. (bei Bedarf)* |
| oder | **Protonenpumpen-Inhibitor** (Säuresekretion ↓) | **Omeprazol** | *1 x 40mg/d p.o., Einnahme präprandial* |
| | | **Esomeprazol** | *1 x 40mg/d p.o., Einnahme präprandial* |
| | | **Lansoprazol** | *1 x 30mg/d p.o., Einnahme präprandial* |
| | | **Pantoprazol** | *1 x 40mg/d p.o., Einnahme präprandial* |
| | Jeweils über 4 W, dann Reduktionsversuch auf die halbe Tagesdosis (Step-down-Prinzip); bei Nichtansprechen oder Wiederauftreten doppelte Tagesdosis (Step-up-Prinzip) | | |

| | | | |
|---|---|---|---|
| **23.3.1.2 Sekundärprophylaxe bei Refluxkrankheit** | | | |
| | **Protonenpumpen-Inhibitor** (Säuresekretion ↓) | **Omeprazol** | *1 x 40mg/d p.o., Einnahme präprandial* |
| | | **Esomeprazol** | |
| | | **Lansoprazol** | *1 x 30mg/d p.o., Einnahme präprandial* |
| | | **Pantoprazol** | *1 x 40mg/d p.o., Einnahme präprandial* |
| | Reduktionsversuch nach 3 M, z.T. lebenslang | | |
| **23.3.1.3 Infektiöse Ösophagitis** | | | |
| **Candida** | | | |
| | **Azolderivat** (Antimykotikum) | **Fluconazol** | *d1: 1 x 200mg/d p.o., dann 1 x 100mg/d p.o. (14d)* |
| **Herpes simplex** | | | |
| | **DNA-Polymerase-Hemmung, Purinantagonist** (Virustatikum) | **Famciclovir** | *3 x 250mg/d p.o. (14d)* |
| **Zytomegalie** | | | |
| | **DNA-Polymerase-Hemmung, Purinantagonist** (Virustatikum) | **Ganciclovir** | *2 x 5mg/kg/d i.v. (14d)* |
| **23.3.2 Achalasie** | | | |
| evtl. | **Kalziumantagonist** (Muskelrelaxation) | **Nifedipin** | *20mg s.l. (bei Bedarf vor Mahlzeiten)* |
| evtl. | **Nitrat** (Muskelrelaxation) | **Isosorbiddinitrat** | *10mg s.l. (bei Bedarf vor Mahlzeiten)* |
| evtl. | **Muskelrelaxans** (Acetylcholin-Freisetzung ↓) | **Botulinumtoxin** | *Lokale Injektion; experimentell; keine zugelassene Indikation* |
| **23.3.3 Gastritis** | | | |
| **23.3.3.1 Akute erosive Gastritis** | | | |
| | **Antazida** (Säurebindung) | **Mg- plus Al-Hydroxid** | *4–6 x 10ml/d p.o. (wenige d)* |
| evtl. | **$H_2$-Blocker** (Säuresekretion ↓) | **Ranitidin** | *300mg p.o. zur Nacht (wenige d)* |
| **23.3.3.2 Prophylaxe einer stressinduzierten Gastritis** | | | |
| | **Protonenpumpen-Inhibitor** (Säuresekretion ↓) | **Wirkstoffe und Dosierung wie bei Refluxösophagitis (erosive Refluxerkrankung, ERD)** | |
| | **Bildung eines protektiven Films** (Mukosaprotektion) | **Sucralfat** | *4 x 1g p.o.* |
| **23.3.3.3 Typ A bei perniziöser Anämie** | | | |
| evtl. | **Vitamin $B_{12}$** (Substitution) | **Cyanocobalamin** | *1 000µg/W i.m. 1-3W, dann 1 000µg i.m. alle 3M (lebenslang)* |

| 23.3.4 Ulkuskrankheit | | | |
|---|---|---|---|
| **Ohne Helicobacternachweis** | | | |
| **Unkompliziert** | | | |
| | **$H_2$-Blocker** (Säuresekretion ↓) | **Ranitidin** | *300mg p.o. zur Nacht (3–6W)* |
| oder | **Protonenpumpen-Inhibitor** (Säuresekretion ↓) | **Omeprazol** | *1 x 20mg/d p.o. (3–6W), Einnahme präprandial* |
| | | **Esomeprazol** | *1 x 20mg/d p.o. (3–6W), Einnahme präprandial* |
| | | **Lansoprazol** | *1 x 30mg/d p.o. (3–6W), Einnahme präprandial* |
| | | **Pantoprazol** | *40mg/d p.o. (3–6W), Einnahme präprandial* |
| | | **Rabeprazol** | *1 x 20mg/d p.o. (3–6W), Einnahme präprandial* |
| **Kompliziert (mit Blutung)** | | | |
| | **Protonenpumpen-Inhibitor** (Säuresekretion ↓) | **Omeprazol** | *80mg als Kurzinfusion i.v. über 30min, dann 200mg/d i.v. über 3d, dann 20mg/d p.o. (3–6W)* |
| oder | | **Pantoprazol** | *40mg/d i.v. als Kurzinfusion; baldmöglichst auf oral 40mg/d umstellen (3–6W)* |
| **Mit Helicobacternachweis (Eradikationstherapie)** | | | |
| **Kombinationspackung mit expliziter Zulassung: ZacPac® (Merkhilfe: Pac – Pantoprazol + Amoxicillin + Clarithromycin) oder in Kombination mit Omeprazol (Helicomp® Sandoz®, Omep plus** | | | |
| | **Makrolid** (Antibiose) | **Clarithromycin** | *2 x 500mg/d p.o. (7d)* |
| plus | **Aminopenicillin** (Antibiose) | **Amoxicillin** | *2 x 1g/d p.o. (7d)* |
| plus | **Protonenpumpen-Inhibitor** (Säuresekretion ↓) | **Pantoprazol** | *2 x 40mg/d p.o. (1h präprandial, 7d)* |
| oder | Kombinationspackung mit Omeprazol + Amoxicillin + Clarithromycin (Helicomp Sandoz, Omep plus | | |
| **„Französische" Tripeltherapie, frei zusammenstellbar** | | | |
| | **Makrolid** (Antibiose) | **Clarithromycin** | *2 x 500mg/d p.o. (7d)* |
| plus | **Aminopenicillin** (Antibiose) | **Amoxicillin** | *2 x 1g/d p.o. (7d)* |
| plus | **Protonenpumpen-Inhibitor** (Säuresekretion ↓) | **Omeprazol** | *2 x 20mg/d p.o. (1h präprandial über 7d)* |
| **„Italienische" Tripeltherapie als Zweittherapie bei Nichtansprechen (Empfehlung, Therapiedauer bei Zweitlinientherapie auf 10d ausdehnen)** | | | |
| | **Makrolid** (Antibiose) | **Clarithromycin** | *2 x 250mg/d p.o. (10d)* |

| | | | |
|---|---|---|---|
| plus | **Nitroimidazol** (Antibiose) | **Metronidazol** | *2 x 400mg/d p.o. (10d)* |
| plus | **Protonenpumpen-Inhibitor** (Säuresekretion ↓) | **Omeprazol** | *2 x 20mg/d p.o. (1h präprandial über 10d)* |
| **Second-line-Therapie bei Nichtansprechen auf Tripeltherapie** | | | |
| 1/2h vor Mahl-zeiten | **Protonenpumpen-Inhibitor** (Säuresekretion ↓) | **Pantoprazol** | *2 x 40mg p.o. über 10d* |
| plus | **Aminopenicillin** (Antibiose) | **Amoxicillin** | *2 x 1g/d i.v. (Umstellung auf orale Gabe, sobald möglich)* |
| plus | **Levofloxacin (Antibiose)** | **Levofloxacin** | *1 x 500mg p.o. über 10d* |
| Wenn Second-Line ebenfalls scheitert ⇒ Resistenzprüfung | | | |
| **Eradikationstherapie bei Pat., die nicht oral behandelt werden können** | | | |
| | **Nitroimidazol** (Antibiose) | **Metronidazol** | *3 x 500mg/d i.v. (Umstellung auf orale Gabe, sobald mögl.)* |
| plus | **Aminopenicillin** (Antibiose) | **Amoxicillin** | *3 x 1g/d i.v. (Umstellung auf orale Gabe, sobald möglich)* |
| plus | **Protonenpumpen-Inhibitor** (Säuresekretion ↓) | **Omeprazol** | *200mg/d i.v. Dauerinfusion (Umstellung auf orale Gabe, sobald möglich)* |
| **23.3.5 Divertikulitis** | | | |
| | **Gyrasehemmer** (Antibiose) | **Ciprofloxacin** | *2 x 500mg/d p.o. (7–10d)* |
| plus | **Nitroimidazol** (Antibiose) | **Metronidazol** | *3 x 500mg/d p.o. (7–10d)* |
| **23.3.6 Morbus Crohn** | | | |
| **Akuter Schub** | | | |
| | **Cyclooxigenase-Inhibitor** (antiphlogistisch) | **Mesalazin** | *3 x 2 x 500mg/d p.o.* |
| | **Topisch wirksames Glukokortikoid** (antiinflammatorisch, immunsuppressiv) | **Budesonid** (bei leichter bis mäßiger Entzündungsaktivität) | *9mg/d p.o., über 6W (ausschleichen über Wochen bis Monate)* |
| oder | **Glukokortikosteroide** (antiinflammatorisch, immunsuppressiv) | **Prednisolon** (bei hoher Entzündungsaktivität) | *60mg/d p.o., über 6W ↓ auf 10mg/d p.o. (ausschleichen über Wochen bis Monate)* |
| **Akuter Schub mit zusätzlicher Fistelbildung** | | | |
| plus | **Nitroimidazol** (Antibiose) | **Metronidazol** | *3 x 400mg/d p.o. (< 10d)* |
| **Rezidivprophylaxe (Remissionserhaltung)** | | | |
| **Nach Operation (keine generelle Indikation, nur bei individuell schwerem Krankheitsverlauf)** | | | |
| | **Cyclooxigenase-Inhibitor** (antiphlogistisch) | **Mesalazin** | *3 x 2 x 500mg/d p.o. (1J)* |

| | | | |
|---|---|---|---|
| **Patienten ohne Operation** | | | |
| | Nur bei Patienten, bei denen eine Remission erst mit Azathioprin, 6-Mercaptopurin, Methotrexat oder Anti-TNF-α-Antikörpern erreicht wurde | | |
| | **Purinantagonist** (immunsuppressiv) | **Azathioprin** | *2.5mg/kg/d, Absetzversuch nach frühestens 4J* |
| **Chronisch aktiv oder therapierefraktär** | | | |
| | **Purinantagonist** (immunsuppressiv) | **Azathioprin** | *2.5mg/kg/d (Effekt nach 2–4M)* |
| **Therapierefraktär mit zusätzlicher Fistelbildung** | | | |
| | **Anti-Tumor-Nekrose-Faktor-Antikörper** (Immunmodulation) | **Infliximab** | *5mg/kg i.v. (einmalige Infusion, evtl. Whd. nach 2+6W), evtl. in Kombination mit Azathioprin (s.o.)* |
| | **Anti-Tumor-Nekrose-Faktor-Antikörper** (Immunmodulation) | **Adalimumab** | *s.c. 80mg W0 und 40mg W2* |

## 23.3.7 Colitis ulcerosa

| | | | |
|---|---|---|---|
| **Akuter Schub** | | | |
| | **Cyclooxigenase-Inhibitor** (antiphlogistisch) | **Mesalazin** | *3 x 2 x 500mg/d p.o. oder (bei distalem Befall) 1 x 1g rect.* |
| **Bei fehlendem Ansprechen** | | | |
| plus | **Glukokortikosteroide** (antiinflammatorisch, immunsuppressiv) | **Prednisolon** | *40mg/d p.o. über 6W ↓ auf 10mg/d p.o. (ausschleichen über Wochen bis Monate)* |
| **Rezidivprophylaxe (Remissionserhaltung)** | | | |
| | **Cyclooxigenase-Inhibitor** (antiphlogistisch) | **Mesalazin** | *3 x 500mg/d p.o. (2J)* |
| oder | **E. coli Nissle** (Probiotikum) | **Mutaflor** | *2 Kps p.o./d, 1 Kps. = 2.5–25 x $10^9$ vermehrungsfähige Zellen (2J)* |
| **Therapierefraktär** | | | |
| | **Purinantagonist** (immunsuppressiv) | **Azathioprin** | *2–2.5mg/kg/d (Effekt nach 2–4M)* |

## 23.3.8 Pankreatitis

| | | | |
|---|---|---|---|
| **Akute Pankreatitis** | | | |
| **Basistherapie** | | | |
| | **Glukose-Elektrolytlösung** (Volumensubstitution) | **Glukose 5%, Ringer** | *Mind. 3l/d (nach ZVD)* |
| | **Opioid** (ohne spasmogene Wirkung auf Sphincter Oddi; Analgesie) | **Buprenorphin** | *0.15mg i.v. alle 6h (bei Bedarf)* |
| oder | | **Pethidin** | *25mg i.v. alle 4h (bei Bedarf)* |
| evtl. | **Kalziumpräparat** (Elektrolytkorrektur) | **Kalziumglukonat 10%** | *10–20ml langsam i.v. (bei Bedarf)* |

| | | | |
|---|---|---|---|
| evtl. | **$H_2$-Blocker** (Magensäuresekretion ↓ ⇒ Pankreassekretion ↓) | **Ranitidin** | *3 x 50mg/d i.v.* |
| **Bei nekrotisierender Pankreatitis** | | | |
| | **Acylaminopenicillin** (Antibiose) | **Piperacillin** | *3 x 4g/d i.v.* |
| plus | **Laktamase-Inhibitor** | **Sulbactam** | *3 x 1g/d i.v.* |
| **Chronische Pankreatitis** | | | |
| | **Exokr. Pankreasenzyme** (Enzymsubstitution) | **Pankreatin** | *zu jeder Mahlzeit mind. 25000 - 40000 IE bzw. mind. 2000 IE/ g Nahrungsfett* |
| evtl. | **Fettlösliche Vitamine** (Substitution) | **Vitamine A** | *1ml (= 300.000IE Retinol) i.m. (bei Bedarf)* |
| | | **Vitamin D** | *1ml (= 2,5mg = 100 000IE i.m. Colecalciferol)* |
| | | **Vitamin E** | *2ml (= 100mg alpha-Tocopherol) i.m.* |
| | | **Vitamin K** | *1ml (= 10mg Phytomenadion) i.m.* |
| evtl. | **Anilinderivat** (analgetisch) | **Paracetamol** | *4 x 1 000mg/d p.o.* |
| evtl. | **Opioid** (analgetisch) | **Tramadol** | *4 x 50–100mg/d p.o.* |
| **23.3.9 Hepatitis** | | | |
| **Akute Virushepatitis A** | | | |
| evtl. | **Anionenaustauscher** (Gallensäurebindung ⇒ Juckreizhemmung) | **Colestyramin** | *1 x 4–16g/d p.o. (bei Bedarf)* |
| evtl. | **$H_1$-Antihistaminikum** (Juckreizhemmung) | **Loratadin** | *1 x 10mg/d p.o. (bei Bedarf)* |
| **Chronische Virushepatitis B** | | | |
| **Interferontherapie (Injektionstherapie über sechs Monate). Vorteile: begrenzte Therapiedauer, hohe Rate von Serumkonversion; Nachteil: hohe Nebenwirkungsrate Schwangerschaft und Stillzeit sind absolute Kontraindikationen für die Gabe von (PEG)-Interferon alpha; Patienten mit fortgeschrittener oder dekompensierter Leberzirrhose (Child B oder C) sollen nicht mit (PEG)-Interferon alpha behandelt werden. Es besteht das Risiko der Induktion einer schweren Exazerbation der Erkrankung.** | | | |
| | **Interferon** (immunstimulierend und direkt antiviral) | **IFN-alpha 2a** | *3 x 6 Mio. IE/W s.c. (6M)* |
| oder | | **IFN-alpha 2b** | *3 x 5 Mio. IE/W s.c. (6M)* |
| | **Interferon pegyliert** (immunstimulierend und direkt antiviral) (Polyethylenglykol: komplexiert zur Verlängerung der Halbwertszeit) | **PEG-IFN-alpha-2a** | *180µg 1 x/W.s.c. über 48W (gewichtsunabhängig)* |
| oder | | **PEG-IFN-alpha-2b** | *Noch nicht für Virushepatitis B zugelassen (Stand Rote Liste 2010 und Fachinformation Pegintron, November 2009)* |
| **Nukleosid- oder Nukleotidanaloga-Therapie (orale Langzeittherapie über Jahre); Vorteile: wenig Nebenwirkungen; Nachteil: niedrige Serumkonversionsrate, lange Therapiedauer (inklusive langdauernde Notwendigkeit der Kontrazeption, da Kontraindikation bei Schwangerschaft)** | | | |

| | | | |
|---|---|---|---|
| | **Nukleosidanalogon** (antiviral) | **Tenofovir disoproxil** | *245mg/d p.o.; bis 12M nach Serokonversion zu Anti-HBe-Positivität; Nukleosidanalogon der ersten Wahl, da hohe Ansprechraten u.niedrige Resistenzentwicklung. Auch (nahtloses) Umstellen von z.B. laufender Ther. mit Adefovir ist sinnvoll.* |
| oder | **Nukleosidanalogon** (antiviral) | **Lamivudin** | *100mg/d, über 4 J oder bis 12M nach Serokonversion zu Anti-HBe-Positivität oder bis Lamivudin-Resistenz (GOT- und GPT-Anstieg, Anstieg der Virämie); bei Lamivudin-Resistenz Lamivudin fortführen und zusätzlich z.B. Adefovir Dipivoxil; hohe Rate von Resistenzentwicklung* |
| und/ oder | **Nukleotidanalogon** (antiviral) | **Adefovir Dipivoxil** | *10mg/d p.o.; bis 12M nach Serokonversion zu Anti-HBe-Positivität; niedere antivirale Potenz; Einsatz nicht mehr empf.* |
| oder | **Nukleosidanalogon** (antiviral) | **Entecavir** | *0.5mg/d p.o.; bis 12M nach Serokonversion zu Anti-HBe-Positivität* |
| oder | **Nukleosidanalogon** (antiviral) | **Telbivudin** | *600mg/d p.o.; bis 12M nach Serokonversion zu Anti-HBe-Positivität; Nebenwirkung periphere Polyneuropathie bei 0.6 % der behandelten Patienten* |
| **Chronische Virushepatitis C** | | | |
| | **Interferon pegyliert** (immunstimulierend und direkt antiviral) (Polyethylenglykol: komplexiert zur Verlängerung der Halbwertszeit) | **PEG-IFN-alpha-2b** | *1.5µg/kg KG 1 x/W s.c. (gewichtsunabhängig)* |
| oder | | **PEG-IFN-alpha-2a** | *180µg 1 x/W s.c. (gewichtsunabhängig)* |
| | **Therapiedauer:** bei geringer Ansprechrate (Genotyp 1 oder bei mehr als 2 Risikofaktoren > 40 J, männlich, Leberumbauzeichen, > 3,5 Mill. Kopien/ml) 12M, bei guter Ansprechrate 6M | | |
| | **Zwischentestung**<br>**1.** Bei Genotyp I und niedriger Ausgangsviruslast: Zwischentestung nach 4 W, Therapie nur weiterführen, falls HCV-RNA negativ<br>**2.** Bei sonstigen Fällen mit geringer Ansprechrate: Zwischentestung nach 12 W-, Therapie nur weiterführen, falls HCV-RNA-Rückgang um mindestens Faktor 100 (= 2 Log-Stufen); Zwischentestung nach 24 W, Th. nur weiterführen, falls HCV-RNA-Genotyp 1 negativ (< 50 IU/ml)<br>**3.** Bei guter Ansprechrate ohne Zwischentestung | | |
| plus | **Nukleosidanalogon** (antiviral) | **Ribavirin** | *Bei geringer Ansprechrate: 1.000mg/d p.o. (1 200mg bei KG >75kg; 800mg bei KG < 60kg); sonst: 800mg/d unabhängig vom Körpergewicht; Dauer wie Interferon* |

| | | | |
|---|---|---|---|
| **Autoimmunhepatitis** | | | |
| | **Glukokortikosteroide** (antiinflammatorisch, immunsuppressiv) | **Prednisolon** | *40–60mg/d p.o. über 6W ↓ auf 10mg/d p.o. (Erhaltungstherapie bis 2J)* |
| evtl. | **Purinantagonist** (Immunsuppressivum) | **Azathioprin** | *2mg/kg/d p.o. (Effekt nach 2–4M)* |
| **23.3.10 Leberzirrhose** | | | |
| **Allgemeinmaßnahmen** | | | |
| **Aszitestherapie** | | | |
| | **Aldosteronantagonist** (Volumenentlastung) | **Spironolacton** | *d1–5 2–4 x 50–100mg/d p.o. dann 1–2 x 50–100mg (KG ↓ max. 500g/d)* |
| evtl. | **Schleifendiuretikum** (Volumenentlastung) | **Furosemid** | *1–2 x 20–40mg/d p.o. (KG↓ max. 500g/d)* |
| oder | | **Torasemid** | *1–3 x 10mg/d p.o.* |
| **Vitaminsubstitution** | | | |
| evtl. | **Fettlösliche Vitamine** (Substitution) | **Vitamine A, D, E, K** | *s. chronische Pankreatitis* |
| evtl. | **B-Vitamine** (Substitution) | **Vitamine $B_1$ + $B_6$ + $B_{12}$ + Folsäure** | *s. Packungsbeilage (bei nachgewiesenem Mangel)* |
| **Primär biliäre Zirrhose** | | | |
| | **Cholsäurederivat** (Cholesterinsekretion ↓, Cholesterinresorption ↓) | **Ursodeoxycholsäure** | *15mg/kg/d p.o. (lebenslang)* |
| evtl. | **Gallensäurebindung** (Juckreizhemmung) | **Colestyramin** | *1–2 x 4g/d p.o. (b. Bed., zeitversetzt zu Ursodeoxycholsäure und fettlöslichen Vitaminen)* |
| oder evtl. | **$H_1$-Blocker** (Juckreizhemmung) | **Clemastin** | *2 x 1mg/d p.o., 2 x 2mg/d i.v. (bei Bedarf)* |
| **Primär sklerosierende Cholangitis** | | | |
| | **Cholsäurederivat** (Cholesterinsekretion ↓, Cholesterinresorption ↓) | **Ursodeoxycholsäure** | *15mg/kg/d p.o. (lebenslang)* |
| **Pfortaderhochdruck** | | | |
| **Prophylaxe einer Ösophagusvarizenblutung** | | | |
| evtl. | **Betablocker** (Pfortaderdruck ↓) | **Propranolol** | *3 x 20mg/d p.o. (Startdosis, Ziel: HF ↓ um 25%)* |
| **Ösophagusvarizenblutung** | | | |
| evtl. | **Somatostatinanalogon** (Splanchnikusvasokonstriktion ⇒ Pfortaderdruck ↓) | **Octreotid** | *50µg Bolus i.v., dann Dauerinfusion 25µg/h i.v.* |
| **Hepatische Enzephalopathie** | | | |
| evtl. | **Osmotisches Laxans** (Laxation, $NH_3$-Elimination) | **Lactulose** | *3 x 20–30ml/d p.o.* |

| | | | |
|---|---|---|---|
| oder evtl. | **Aminoglykosid** (Darmsterilisation) | **Paromomycin** | *1000 -2000 mg/d in 3 bis 4 ED (Kps 250 mg od. Pulver 1000 mg zur Herstellung einer Lösung zum Einnehmen).* |
| **23.3.11 Leberabszess** | | | |
| | **Ureidopenicillin** (Antibiose) | **Mezlocillin** | *3 x 2g/d i.v., max. 4 x 5g/d i.v.10d (nach 2W wiederholen)* |
| plus | **Nitroimidazol** (Antibiose) | **Metronidazol** | *2–3 x 250–400mg/d p.o., 2–3 x 500mg/d i.v.(nach 2W wdh.)* |
| **23.3.12 Cholelithiasis** | | | |
| **Orale Litholyse (< 10mm, nicht verkalkt, nicht mehr als 2 Konkremente, kontraktible Gallenblase)** | | | |
| | **Cholsäurederivat** (Cholesterinsekretion ↓, Cholesterinresorption ↓) | **Ursodeoxycholsäure** | *7mg/kg/d p.o. (bis 3M nach Litholyse)* |
| plus | | **Chenodeoxycholsäure** | *7mg/kg/d p.o. (bis 3M nach Litholyse)* |
| **Sekundärprophylaxe** | | | |
| | **Cholsäurederivat** (Cholesterinsekretion ↓, Cholesterinresorption ↓) | **Ursodeoxycholsäure** | *300mg/d p.o. (längerfristig)* |
| **Gallenkolik** | | | |
| | **Parasympatholytikum** (Spasmolyse) | **N-Butylscopolamin** | *Akut 20mg langsam i.v., dann 60mg in 500ml Ringer/24h (bei Bedarf)* |
| | **Opioid** (Analgesie) | **Pethidin** | *25mg i.v. alle 4h (bei Bedarf)* |
| **23.3.13 Akute Cholezystitis oder akut eitrige Cholangitis** | | | |
| | **Acylaminopenicillin** (Antibiose) | **Piperacillin** | *3 x 4g/d i.v.* |
| plus | **Beta-Laktamase-Inhibitor** | **Sulbactam** | *3 x 1g/d i.v.* |
| oder | **Acylaminopenicillin** (Antibiose) + **β-Laktamase-Inhibitor** (feste Kombination) | **Piperacillin + Tazobactam** | *3 x 4g bzw. 0,5 g/d i.v.* |
| **23.3.14 Darmlavage zur Vorbereitung einer Koloskopie** | | | |
| | **Sekretionsstimulierendes Laxans** | **Bisacodyl** | *4 Dragees p.o. à 5mg; um ca. 14 Uhr des Vortags* |
| plus | **Lavagelösung** | **$K^+$-Chlorid + $Na^+$-Chlorid, $Na^+$-Hydrogen-Carbonat, Macrogol** | *Je 2l am Vortag um 18 und 19 Uhr; zusätzlich am Untersuchungstag um 7 Uhr* |

| 23.3.15 Sedierung in der gastrointestinalen Endoskopie | | | |
|---|---|---|---|
| | **Sedierung** (lipophiles Sedativum) | **Propofol** | *Gewichts-, alters- und komorbiditätsadaptierter Bolus (40mg bei < 70kg KG bzw. 60mg bei > 70kg KG; ) i.v. nachfolgend bedarfsadaptiert repetitive Boli von 10-20mg zur Aufrechterhaltung der gewünschten Sedierungstiefe* |
| und/ oder | **Sedierung** (Benzodiazepin) | **Midazolam** | *Gewichts-, alters- und komorbiditätsadaptierter Bolus von 30-80µg/kg KG i.v. (z.B. 4mg bei 70kg KG)* |
| | **Antagonisierung von Midazolam bei Überdosierung, z. B. Atemdepression** (Benzodiazepinantagonist) | **Flumazenil** | *ini. 0,01mg/kg (bis zu 0,2mg), während 15sec langsam i.v.; wenn sich der gewünschte Effekt nach weiteren 45sec nicht einstellt, weitere Dosis 0,01mg/kg (bis zu 0,2mg), bei Bedarf in 60-s-Intervallen wiederholen* |

# 24 Anhang

## 24.1 Abkürzungsverzeichnis

| | |
|---|---|
| ACTH | Adrenokortikotropes Hormon |
| Ag | Antigen |
| AK | Antikörper |
| AML | Amyotrophe Lateralsklerose |
| Amp. | Ampulle |
| ANV | akutes Nierenversagen |
| Anw. Beschr. | Anwendungsbeschränkung |
| aP | Alkalische Phosphatase |
| AS | Aminosäuren |
| BB | Blutbild |
| BE | Broteinheit =10 g Kohlenhydrate |
| BG | Blutgruppe |
| BGA | Blutgasanalyse |
| Dili | Bilirubin |
| BMI | Body-Mass-Index |
| BSG | Blutkörperchensenkungsgeschwindigkeit |
| BZ | Blutzucker |
| Ca. | Karzinom |
| CDT | Kohlenhydratdefizientes Transferrin |
| CEA | Carcino-embryonales Antigen |
| CED | Chronisch entzündliche Darmerkrankung |
| cm | Zentimeter |
| COPD | chronisch obstruktive Lungenerkrankung |
| CRP | C-reaktives Protein |
| CT | Computertomografie |
| d | Tag |
| DA | Dosisanpassung |
| DALI | Dosisanpassung bei Leberinsuffizienz |
| DANI | Dosisanpassung bei Niereninsuffizienz |
| DD | Differenzialdiagnose |
| ED | Einzeldosis |
| ERC(P) | Endoskopisch retrograde Cholangio(pankreatiko)grafie |
| Erh. Dos. | Erhaltungsdosis |
| Erw. | Erwachsene |
| FID | Fachinformationsdosierung |
| GERD | Gastroösophageale Refluxkrankheit |
| GFR | glomeruläre Filtrationsrate |
| GI | Gastrointestinaltrakt |
| GOT | Glutamat-Oxalazetat-Transaminase |
| GPT | Glutamat-Pyruvat-Transaminase |
| HAART | Hochaktive antiretrovirale Therapie |
| h | Stunden |
| HAV | Hepatitis-A-Virus (analog HBV etc.) |
| HCC | Hepatozelluläres Karzinom |
| Hf | Herzfrequenz |
| HUS | Hämolytisch-urämisches Syndromn |
| HWI | Harnwegsinfekt |
| HWZ | Halbwertszeit |
| i.m. | intramuskulär |
| i.v. | intravenös |
| IE | internationale Einheiten |
| Ind. | Indikation |
| Inf. | Infektion |
| ini | initial |
| Ink | Inkompatibilität |
| INR | International Normalized Ratio |
| IU | International Unit (internationale Einheit) |
| J. | Jahre |
| JÜR | Jahresüberlebensrate |
| kgKG | pro Kilogramm Körpergewicht |
| KH | Kohlenhydrate Krankenhauseinweisung |

| | |
|---|---|
| KHK | Koronare Herzkrankheit |
| KI | Kontraindikation |
| Ki. | Kinder |
| klin. | klinisch |
| KM | Kontrastmittel |
| Krea | Kreatinin |
| Lact | Stillzeit |
| LDH | Laktatdehydrogenase |
| LI | Leberinsuffizienz |
| Lj. | Lebensjahr |
| LK(M) | Lymphknoten(Metastasen) |
| min | Minute(n) |
| M | Monat/Monate |
| MRCP | Magnetresonanz-Cholangiopankreatikografie |
| MRT | Magnetresonanztomografie |
| NERD | Nicht-erosive Refluxkrankheit |
| NI | Niereninsuffizienz |
| NMR | nuclear magnetic resonance |
| NSAR | nichtsteroidale Antiphlogistika |
| NW | Nebenwirkungen |
| OP | Operation |
| PBC | Primär biliäre Zirrhose |
| Pck. Beil. | Packungsbeilage |
| PCR | Polymerasekettenreaktion |
| PEG | Perkutane endoskopische Gastrostomie bzw. Polyethylenglykol |
| PEJ | Perkutane endoskopische Jejunostomie |
| PET | Positronen-Emissions-Tomografie |
| PPB | Plasmaproteinbindung |
| PPI | Protonenpumpen-Inhibitor |
| PRC | pregnancy risk category |
| Pro. | Prophylaxe |
| PSC | Primär sklerosierende Cholangitis |
| PTT | Partielle Thromboplastinzeit |
| Qo | extrarenale Eliminationsfraktion (bei normaler Nierenfunktion) |
| RF. | Rheumafaktor |
| Rö | Röntgen |
| Rp | Rezept-/Apothekenpflicht (OTC) |
| RR | Riva-Rocci, Blutdruck |
| S. | Serum |
| s.c. | subkutan |
| s. o. | siehe oben |
| s. u. | siehe unten |
| SD | Schilddrüse |
| sec | Sekunden |
| SS | Schwangerschaft |
| Strg. | Störung |
| sympt. | symptomatisch |
| system. | systemisch |
| SZ | Stillzeit |
| Tbc | Tuberkulose |
| Tbl. | Tablette |
| Th. | Therapie |
| TSH | Thyroidea-stimulierendes Hormon |
| UAW | unerwünschte Arzneimittel-wirkungen |
| UW | unerwünschte Wirkungen |
| V. a. | Verdacht auf |
| VHF | Vorhofflimmern |
| VIP | Vasoaktives intestinales Peptid |
| W | Woche/Wochen |
| Wdh. | Wiederholung |
| Wi | Wirkung |
| Wm | Wirkmechanismus |
| WW | Wechselwirkungen |
| Z. n. | Zustand nach |
| ZNS | Zentralnervensystem |

## 24.2 Quellenverzeichnis

1.Koop H et al.: S3-Leitlinie Gastroösophageale Refluxkrankheit - Ergebnisse einer evidenzbasierten Konsensuskonferenz der Deutschen Gesellschaft für Verdauungs- und Stoffwechselkrankheiten. (AWMF online, Stand 2008)
2.Savary M, Miller G: L'oesophage. Manuel et atlas d'endoscopie. (Soleure: Garsmann AB, 1977)
3.Lundell LR et al.: Endoscopic assessment of oesophagitis and further validation of the Los Angeles classification (Gut 1999; 45: 172-80)
4.Niedergethmann M. Post S: Differenzialdiagnose des Oberbauchschmerzes. (Dtsch Ärztebl 2006; 103: A 862-70)*
5.Lankisch PG et al.: Das akute Abdomen aus internistischer Sicht. (Dtsch Ärztebl 2006; 103: A 2179-87)*
6.Biecker E et al: Effiziente Diagnostik und Therapie oberer gastrointestinaler Blutungen. (Dtsch Ärztebl 2008; 105: 85-93)*
7.Forrest JA et al.: Endoscopy in gastrointestinal bleeding. (Lancet 1974; 2: 394-7)
8.Layer P et al.: S3-Leitlinie Reizdarmsyndrom: Definition, Pathophysiologie, Diagnostik und Therapie. Gemeinsame Leitlinie der Deutschen Gesellschaft für Verdauungs- und Stoffwechselkrankheiten (DGVS) und der Deutschen Gesellschaft für Neurogastroenterologie und Motilität (DGNM). (Z Gastroenterol 2011; 49: 237-93)
9.Müller-Lissner S: Obstipation - Pathophysiologie, Diagnose und Therapie. (Dtsch Ärztebl 2009; 106: 424-31)*
10.Nach Longstreth GF et al.: Functional bowel disorders. (Gastroenterology 2006; 130: 1480-91)
11.Gerbes AL et al.: S3-Leitlinie Aszites, spontan bakterielle Peritonitis, hepatorenales Syndrom (Z Gastroenterol 2011; 49: 749-79)
12.Ergänzt nach Navarro VJ, Senior JR: Drug-Related Hepatotoxicity (NEJM 2006; 354: 731-9)
13.Ergänzt nach Nierhoff D, Goeser T: Diagnostik und natürlicher Verlauf der Hepatitis A-E (Gastroenterologe 2006; 1: 101-8)
14.Cornberg M et al.: Aktualisierung der S3-Leitlinie zur Prophylaxe, Diagnostik und Therapie der Hepatitis-B-Virusinfektion. (Z Gastroenterol 2011; 49: 871-930)
15.Sarrazin C. et al.: Update der S3-Leitlinie Prophylaxe, Diagnostik und Therapie der Hepatitis-C-Virus(HCV)-Infektion. (Z Gastroenterol 2010; 48: 289-351)
16.Leitlinie Therapie der autoimmunen Hepatitis, primär biliären Zirrhose und primär sklerosierenden Cholangitis (1997), aktualisiert nach Omary J et Rust Ch: Autoimmunhepatitis. (Arzneimitteltherapie 2009; 27: 165-70)
17.Modifiziert nach El-Serag HB: Hepatocellular Carcinoma. (NEJM 2011; 365: 1118-27)
18.Hoffmann JC et al.: S3-Leitlinie Diagnostik und Therapie des Morbus Crohn. (Z Gastroenterol 2008; 46: 1094-1146)
19.Best WR et al.: Development of a Crohn's disease activity index. National Cooperative Crohn's Disease Study. (Gastroenterology 1976; 70: 439-44)

20.Dignass A et al.: Aktualisierte Leitlinie zur Diagnostik und Therapie der Colitis ulcerosa 2011 - Ergebnisse einer Evidenzbasierten Konsensuskonferenz. (Z Gastroenterol 2011; 49: 1276-1341)
21.Truelove SC, Witts LJ: Cortisona in ulcerative colitis. Final report on a therapeutic trial. (Br Med J 1955; 2: 1041-8)
22.Modifiziert nach Wittekind C et al.: TNM. Klassifikation maligner Tumoren. (Wiley-VCH 2010, 7. Aufl.)
23.Schmiegel W et al.: S3-Leitlinie Kolorektales Karzinom. Ergebnisse evidenzbasierter Konsensuskonferenzen am 6./7. Februar 2004 und am 8./9. Juni 2007. (Z Gastroenterol 2008; 46: 1-73)
24.Vasen HF et al.: New clinical criteria for hereditary nonpolyposis colorectal cancer (HNPCC, Lynch syndrome) proposed by the International Collaborative group on HNPCC. (Gastroenterology 1999; 116: 1453-6)
25.Umar A et al.: Revised Bethesda Guidelines for hereditary nonpolyposis colorectal cancer (Lynch syndrome) and microsatellite instability. (J Natl Cancer Inst 2004; 96: 261-8)
26.Pugh RNH et. al.: Transection of the esophagus in bleeding oesophageal varices. (Br J Surg 1973; 60: 648-52)
27.Wiesner R et al. and the United Network for Organ Sharing Liver Disease Severity Score Committee: The model for end-stage liver disease (MELD) and allocation of donor livers. (Gastroenterology 2003; 124: 91-6)
28.Modifiziert nach Kircheis G: Hepatische Enzephalopathie (Gastroenterologe 2007; 2: 251-60)
29.Modifiziert nach Rockall TA et al.: Variation in outcome after acute upper gastrointestinal haemorrhage. The national audit of acute upper gastrointestinal haemorrhage. (Lancet 1995; 346: 346-50)
30.Blatchford O et al.: A risk score to predict need for treatment for upper-gastrointestinal haemorrhage. (Lancet 2000; 356: 1318-21)
31.Johnson LF, DeMeester TR: Development of the 24-hour intraesophageal pH monitoring composite scoring system. (J Clin Gastroenterol 1986; 8 (Suppl. 1): 52-8)
32.Löser C, Fölsch UR: Richtlinien für die Anlage einer perkutanen endoskopischen Gastrostomie (PEG-Sonde). Richtlinien der Deutschen Gesellschaft für Verdauungs- und Stoffwechselkrankheiten (DGVS) - Standards in Gastroenterology. (Z Gastroenterol 1996; 34: 404-8)
* Zertifizierte medizinische Fortbildung

## Numerics



## A



## B



## C

## O



## P



## Q



## R

# Umfassend informiert und immer auf dem neuesten Stand

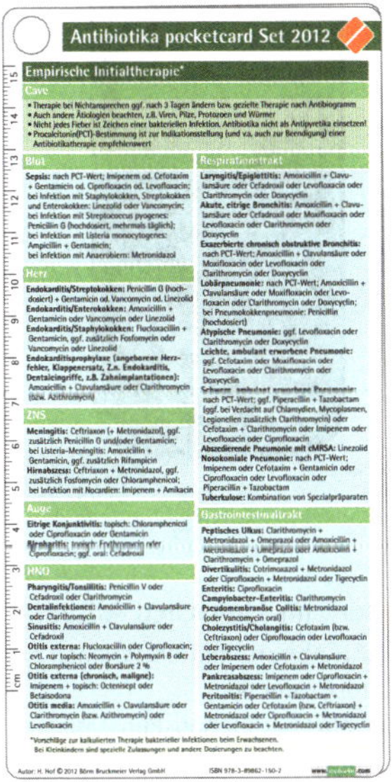

Antibiotika pocketcard Set 2012

Empirische Initialtherapie*

Cave

- Therapie bei Nichtansprechen ggf. nach 3 Tagen ändern bzw. gezielte Therapie nach Antibiogramm
- Auch andere Ätiologien beachten, z.B. Viren, Pilze, Protozoen und Würmer
- Nicht jedes Fieber ist Zeichen einer bakteriellen Infektion. Antibiotika nicht als Antipyretika einsetzen!
- Procalcitonin(PCT)-Bestimmung ist zur Indikationsstellung (und v.a. auch zur Beendigung) einer Antibiotikatherapie empfehlenswert

Blut

**Sepsis:** nach PCT-Wert; Imipenem od. Cefotaxim + Gentamicin od. Ciprofloxacin od. Levofloxacin; bei Infektion mit Staphylokokken, Streptokokken und Enterokokken: Linezolid oder Vancomycin; bei Infektion mit Streptococcus pyogenes: Penicillin G (hochdosiert, mehrmals täglich); bei Infektion mit Listeria monocytogenes: Ampicillin + Gentamicin; bei Infektion mit Anaerobiern: Metronidazol

Herz

**Endokarditis/Streptokokken:** Penicillin G (hochdosiert) + Gentamicin od. Vancomycin od. Linezolid
**Endokarditis/Enterokokken:** Amoxicillin + Gentamicin oder Vancomycin oder Linezolid
**Endokarditis/Staphylokokken:** Flucloxacillin + Gentamicin, ggf. zusätzlich Fosfomycin oder Vancomycin oder Linezolid
**Endokarditisprophylaxe (angeborene Herzfehler, Klappenersatz, Z.n. Endokarditis, Dentaleingriffe, z.B. Zahnimplantationen):** Amoxicillin + Clavulansäure oder Clarithromycin (bzw. Azithromycin)

ZNS

**Meningitis:** Ceftriaxon (+ Metronidazol), ggf. zusätzlich Penicillin G und/oder Gentamicin; bei Listeria-Meningitis: Amoxicillin + Gentamicin, ggf. zusätzlich Rifampicin
**Hirnabszess:** Ceftriaxon + Metronidazol, ggf. zusätzlich Fosfomycin oder Chloramphenicol; bei Infektion mit Nocardien: Imipenem + Amikacin

Auge

**Eitrige Konjunktivitis:** topisch: Chloramphenicol oder Ciprofloxacin oder Gentamicin
**Blepharitis:** [illegible] Ciprofloxacin; ggf. oral: Cefadroxil

HNO

**Pharyngitis/Tonsillitis:** Penicillin V oder Cefadroxil oder Clarithromycin
**Dentalinfektionen:** Amoxicillin + Clavulansäure oder Clarithromycin
**Sinusitis:** Amoxicillin + Clavulansäure oder Cefadroxil
**Otitis externa:** Flucloxacillin oder Ciprofloxacin; evtl. nur topisch: Neomycin + Polymyxin B oder Chloramphenicol oder Borsäure 2 %
**Otitis externa (chronisch, maligne):** Imipenem + topisch: Octenisept oder Betaisodona
**Otitis media:** Amoxicillin + Clavulansäure oder Clarithromycin (bzw. Azithromycin) oder Levofloxacin

Respirationstrakt

**Laryngitis/Epiglottitis:** Amoxicillin + Clavulansäure oder Cefadroxil oder Levofloxacin oder Clarithromycin oder Doxycyclin
**Akute, eitrige Bronchitis:** Amoxicillin + Clavulansäure oder Cefadroxil oder Moxifloxacin oder Levofloxacin oder Clarithromycin oder Doxycyclin
**Exazerbierte chronisch obstruktive Bronchitis:** nach PCT-Wert; Amoxicillin + Clavulansäure oder Moxifloxacin oder Levofloxacin oder Clarithromycin oder Doxycyclin
**Lobärpneumonie:** nach PCT-Wert; Amoxicillin + Clavulansäure oder Moxifloxacin oder Levofloxacin oder Clarithromycin oder Doxycyclin; bei Pneumokokkenpneumonie: Penicillin (hochdosiert)
**Atypische Pneumonie:** ggf. Levofloxacin oder Clarithromycin oder Doxycyclin
**Leichte, ambulant erworbene Pneumonie:** ggf. Cefotaxim oder Moxifloxacin oder Levofloxacin oder Clarithromycin oder Doxycyclin
**Schwere, ambulant erworbene Pneumonie:** nach PCT-Wert; ggf. Piperacillin + Tazobactam (ggf. bei Verdacht auf Chlamydien, Mycoplasmen, Legionellen zusätzlich Clarithromycin) oder Cefotaxim + Clarithromycin oder Imipenem oder Levofloxacin oder Ciprofloxacin
**Abszedierende Pneumonie mit cMRSA:** Linezolid
**Nosokomiale Pneumonie:** nach PCT-Wert; Imipenem oder Cefotaxim + Gentamicin oder Ciprofloxacin oder Levofloxacin oder Piperacillin + Tazobactam
**Tuberkulose:** Kombination von Spezialpräparaten

Gastrointestinaltrakt

**Peptisches Ulkus:** Clarithromycin + Metronidazol + Omeprazol oder Amoxicillin + [illegible] Clarithromycin + Omeprazol
**Divertikulitis:** Cotrimoxazol + Metronidazol oder Ciprofloxacin + Metronidazol oder Tigecyclin
**Enteritis:** Ciprofloxacin
**Campylobacter-Enteritis:** Clarithromycin
**Pseudomembranöse Colitis:** Metronidazol (oder Vancomycin oral)
**Cholezystitis/Cholangitis:** Cefotaxim (bzw. Ceftriaxon) oder Ciprofloxacin oder Levofloxacin oder Tigecyclin
**Leberabszess:** Amoxicillin + Clavulansäure oder Imipenem oder Cefotaxim + Metronidazol
**Pankreasabszess:** Imipenem oder Ciprofloxacin + Metronidazol oder Levofloxacin + Metronidazol
**Peritonitis:** Piperacillin + Tazobactam + Gentamicin oder Cefotaxim (bzw. Ceftriaxon) + Metronidazol oder Ciprofloxacin + Metronidazol oder Levofloxacin + Metronidazol oder Tigecyclin

*Vorschläge zur kalkulierten Therapie bakterieller Infektionen beim Erwachsenen. Bei Kleinkindern sind spezielle Zulassungen und andere Dosierungen zu beachten.

Autor: H. Hof © 2012 Börm Bruckmeier Verlag GmbH ISBN 978-3-89862-150-2

ISBN 978-3-89862-150-2

- Nach Organsystemen gegliederte Darstellung der häufigsten Infektionen und ihrer jeweiligen empirischen Initialtherapie
- Empfehlungen zur Therapie von Infektion mit multiresistenten Keimen
- Tabellarisches, nach Erregern gegliedertes Aktivitätsspektrum der Antibiotika
- Ausführliche Übersicht über die Arzneimittel mit Dosierung, pharmakokinetischen Daten (Bioverfügbarkeit, Elimination, Gewebegängigkeit), Nebenwirkungen und Kosten

Börm Bruckmeier Verlag

## pocketcards

| | |
|---|---|
| Akutes Koronarsyndrom pc Set (3) | 978-3-89862-092-5 |
| Anamnese & Untersuchung pc | 978-3-89862-104-5 |
| Anästhesie pc Set (3) | 978-3-89862-080-2 |
| Anästhesie Intensivmeds Erwachs. | 978-3-89862-116-8 |
| Anästhesie Intensivmeds Kinder | 978-3-89862-120-5 |
| Antibiotika pc Set (2) 2011 | 978-3-89862-123-6 |
| Antimykotika pc | 978-3-89862-109-0 |
| Asthma pc Set (3) | 978-3-89862-101-4 |
| Bipolare Störungen pc Set (2) | 978-3-89862-086-4 |
| Bronchialkarzinom pc Set (4) | 978-3-89862-100-7 |
| COPD pc Set (3) | 978-3-89862-102-1 |
| Chronische Niereninsuffizienz pc (3) | 978-3-89862-097-0 |
| Demenz pc Set (3) | 978-3-89862-065-9 |
| Depressionen pc Set (2) | 978-3-89862-075-8 |
| Diabetes mellitus pc Set (3) | 978-3-89862-137-3 |
| Diabetisches Makulaödem pc (3) | 978-3-89862-138-0 |
| Diabetische Nephropathie pc (2) | 978-3-89862-140-3 |
| Diabetische Neuropathie pc (2) | 978-3-89862-141-0 |
| Dyslipidemien pc Set (2) | 978-3-89862-071-0 |
| Echokardiographie pc Set (2) | 978-3-89862-127-4 |
| EKG pocketcard | 978-3-929785-72-2 |
| EKG Auswertungs pc | 978-3-929785-36-4 |
| EKG Lineal pc | 978-3-89862-011-6 |
| EKG pc Set (3) | 978-3-89862-089-5 |
| Elektrol./Säure-Basen pc Set (3) | 978-3-89862-069-7 |
| Epilepsie pc Set (3) | 978-3-89862-088-8 |
| Erste Hilfe pc Set (3) | 978-3-89862-014-7 |
| Fieber unklarer Genese pc | 978-3-89862-133-5 |
| Geriatrie pc Set (3) | 978-3-89862-055-0 |
| Glaukom pc Set (3) | 978-3-89862-105-2 |
| Herzinsuffiziens pc Set (2) | 978-3-89862-131-1 |
| HIT pocketcard Set | 978-3-89862-118-2 |
| Hypertonie pc Set (3) | 978-3-89862-128-1 |
| Kolorektalkarzinom pc (2) | 978-3-89862-099-4 |
| Lungenfunktion pc (3) Set | |
| Migräne pc Set (3) | 978-3-89862-076-5 |
| Multiple Sklerose pc (3) | 978-3-89862-081-9 |
| Neonatologie pc (2) | 978-3-89862-053-6 |
| Neurologie pc Set (3) | 978-3-89862-070-3 |
| Normalwerte pc | 978-3-89862-017-4 |
| Notfallmedizin pc Set (2) | 978-3-89862-018-5 |
| Ophthalmologlie pc Set (4) | 978-3-89862-117-5 |
| Pädiatrie pc Set (4) | 978-3-89862-134-2 |
| Palliativmedizin pc Set (3) | 978-3-89862-119-9 |
| Pankreaskarzinom pc Set (2) | 978-3-89862-103-8 |
| Parkinson pc (2) | 978-3-89862-082-6 |
| Periodensystem pc | 978-3-89862-094-9 |
| Präkl. Schlaganf.-Mngmt. pc | 978-3-89862-046-8 |
| Psychiatrie pc | 978-3-89862-047-5 |
| Prostatakarzinom pc Set (3) | 978-3-89862-121-2 |
| Reanimation pc | 978-3-89862-096-3 |
| Reflexzonen pc | 978-3-89862-000-0 |
| Regionalanästhesie pc Set (3) | 978-3-89862-052-9 |
| Rheumat. Arthritis pc Set | 978-3-89862-126-7 |
| Schizophrenie pc Set (2) | 978-3-89862-085-7 |
| Sehproben pc | 978-3-89862-110-6 |
| Sono Abdomen pc Set (3) | 978-3-89862-063-5 |
| Stabile Angina pc Set (2) | 978-3-89862-093-2 |
| Stroke pc Set (2) | 978-3-89862-045-1 |
| Terminologie pc Set (2) | 978-3-89862-003-1 |
| Tumormarker pc Set (2) | 978-3-89862-115-1 |
| The English patient pc Set (2) | 978-3-929785-86-9 |
| Thromboembolie pc Set (2) | 978-3-89862-135-9 |
| TNM pc | 978-3-89862-023-9 |
| Vorhofflimmern pc Set (3) | 978-3-89862-098-7 |

# Programmübersicht

## pockets

| | |
|---|---|
| Akupunktur pocket | 978-3-89862-291-2 |
| Anamnese & Untersuchung pocket | 978-3-89862-289-9 |
| Anatomie fast | 978-3-89862-276-9 |
| Arzneimittel pocket 2012 | 978-3-89862-729-0 |
| Arzneimittel pocket plus 2012 | 978-3-89862-730-6 |
| Arzneimittel Infektionen pocket | 978-3-89862-273-8 |
| Arzneimittel Pädiatrie pocket | 978-3-89862-249-3 |
| Arzneimittel Phytotherapie pocket | 978-3-89862-258-5 |
| Arzneimittel Rettungsdienst p. | 978-3-89862-292-9 |
| Arzneimittel Therapie 09-10 | 978-3-89862-297-4 |
| Austria Arzneimittel pocket | 978-3-89862-293-6 |
| Biologie fast | 978-3-89862-232-5 |
| Chirurgie fast | 978-3-89862-261-5 |
| Dermatologie pocket | 978-3-89862-214-1 |
| Differenzialdiagnose pocket | 978-3-89862-280-6 |
| EKG Fälle pocket | 978-3-89862-266-0 |
| EKG pocket | 978-3-89862-732-0 |
| Heilpraktiker Kompaktwissen p. | 978-3-89862-299-8 |
| Homöopathie pocket | 978-3-89862-246-2 |
| Homöopathie für Kinder pocket | 978-3-89862-727-6 |
| Labormedizin pocket | 978-3-89862-726-9 |
| Medizinisches Englisch pocket | 978-3-89862-239-4 |
| Medizinisches Französisch pocket | 978-3-89862-264-6 |
| Medizinisches Spanisch pocket | 978-3-89862-240-0 |
| Mensch Körper pocket | 978-3-89862-712-2 |
| Mensch Körper pocket XXL Band 1 | 978-3-89862-721-4 |
| Mensch Körper pocket XXL Band 2 | 978-3-89862-722-1 |
| Mensch Körper pocket XXL Band 3 | 978-3-89862-723-8 |
| Mensch Körper XXL Band 1-3 Set | 978-3-89862-724-5 |
| Neurologie pocket | 978-3-89862-253-0 |
| Normalwerte pocket | 978-3-89862-230-1 |
| Notfallmedikamente pocket | 978-3-89862-733-7 |
| Pneumologie pocket | 978-3-89862-279-0 |
| Psychiatrie fast | 978-3-89862-243-1 |
| Wörterbuch Medizin pocket | 978-3-89862-298-1 |
| Patientologie | 978-3-89862-908-9 |
| Physiotherapie pocket | 978-3-89862-714-6 |

## XXS pockets

| | |
|---|---|
| Affektive Störungen XXS pocket | 978-3-89862-527-2 |
| Anästhesie XXS pocket | 978-3-89862-519-7 |
| Antiinfektiva XXS pocket | 978-3-89862-534-0 |
| Asthma XXS pocket | 978-3-89862-533-3 |
| COPD XXS pocket | 978-3-89862-524-1 |
| Diabetes mellitus XXS pocket | 978-3-89862-536-4 |
| Hämatologie XXS pocket | 978-3-89862-510-4 |
| Hypertonie XXS | 978-3-89862-528-9 |
| Impfungen XXS pocket | 978-3-89862-523-4 |
| Infektionen XXS pocket | 978-3-89862-530-2 |
| Kardiologie XXS pocket | 978-3-89862-509-8 |
| KHK XXS pocket | 978-3-89862-522-7 |
| Neurologie XXS pocket | 978-3-89862-285-1 |
| Notaufnahme Innere Med. XXS p. | 978-3-89862-513-5 |
| Pankreas XXS pocket | 978-3-89862-521-0 |
| Pädiatrie XXS pocket | 978-3-89862-537-1 |
| Pneumonie XXS pocket | 978-3-89862-532-6 |
| Regionalanästhesie XXS pocket | 978-3-89862-520-3 |
| Stroke XXS pocket | 978-3-89862-535-7 |
| Thrombose/Embolie XXS pocket | 978-3-89862-525-8 |
| Virologie XXS pocket | 978-3-89862-526-5 |

## pockettools und pocketflyer

| | |
|---|---|
| Asthma/COPD pockettool | 978-3-89862-315-5 |
| DANI pockettool | 978-3-89862-316-2 |
| EKG pockettool | 978-3-89862-314-8 |
| EKG Lineal pockettool | 978-3-89862-318-6 |
| Med. Engl. pockettool | 978-3-89862-317-9 |
| Diabetes pocketflyer | 978-3-89862-663-7 |
| EEG pocketflyer | 978-3-89862-660-6 |
| Hypertonie pocketflyer | 978-3-89862-661-3 |

Jetzt auch als iPhone App!